Rômulo B. Rodrigues

CURSO DE AROMATERAPIA

Equilíbrio e Harmonia Através das Essências

1ª EDIÇÃO

São Paulo – 2024

amazonkindle

RODRIGUES, Rômulo B. CURSO DE AROMATERAPIA – Equilíbrio e harmonia através das essências / Rômulo B. Rodrigues. Amazon. 2024.

Coordenação e revisão: Rômulo B. Rodrigues

Impresso pela Amazon – 2024.

2024. Escrito e produzido no Brasil.

1. Saúde. 2. Bem-estar. 3. Qualidade de vida. I. Título

ISBN 9798329846522

Amazon Serviços de Varejo do Brasil Ltda. CNPJ 15.436.940/0001-03

Av. Juscelino Kubitschek, 2041 – Torre E – 18° andar

São Paulo – SP

APRESENTAÇÃO

A etimologia da palavra remete ao tratamento pelo aroma e sua história, às antigas civilizações, como a indiana, a chinesa, a egípcia, a grega e a romana. Apesar de milenar, a aromaterapia desponta para o mundo no século XX, sendo reconhecida pelas ciências da saúde como um sistema terapêutico bastante eficaz. A prática terapêutica, como a conhecemos hoje, remonta aos anos 1928, quando o químico francês René Maurice Gattefossé, em uma experiência pessoal, observou o poder curativo do óleo de lavanda em uma queimadura, cunhando o termo *aromathérapie*. Hoje, ela é adotada por vários países, a exemplo do Reino Unido, França, Itália, Espanha, Austrália, EUA e, também, Brasil. Vale destacar que a prática foi inserida, em 2018, no rol dos recursos integrativos da Política Nacional de Práticas Integrativas e Complementares (PNPIC) do Sistema Único de Saúde (SUS), que este ano completou 15 anos. Utilizando-se de óleos essenciais (OE), que são concentrados complexos, voláteis e de fragrâncias variáveis, extraídos de vegetais, como flores, folhas, frutos e raízes, a aromaterapia é indicada para várias condições de saúde mental, como insônia, estresse, ansiedade, dor, depressão, entre outras doenças orgânicas e desconfortos. Isso porque, o aroma e as partículas liberadas pelos óleos essenciais estimulam diferentes partes do cérebro, ajudando a aliviar diversos sintomas e patologias. Além dos resultados positivos na mente humana, existem os efeitos fisiológicos, advindos de suas propriedades cicatrizantes, anti-bacterianas, antifúngicas e antivirais, uma vez que os óleos essenciais penetram com facilidade na membrana celular de natureza fosfolipídica e se dissolvem na gordura corporal.

CONTEÚDO PROGRAMÁTICO

Introdução

A Aromaterapia era praticamente desconhecida do mundo ocidental até a poucos anos atrás. Nos últimos anos, no entanto, a arte e a ciência dos aromas têm atraído a atenção de um público cada vez maior em todo o mundo.

A Aromaterapia baseia-se na utilização dos óleos essenciais extraídos de plantas e no toque saudável da massagem aromática, que são empregados, para a saúde e o bem-estar do homem, terapeuticamente e em perfumaria.

Os óleos essenciais têm ação sobre a mente, a alma e o corpo humano, e induzem ao desenvolvimento da capacidade olfativa, há tanto tempo obscurecida pela infinidade de cheiros sintéticos que inundam os ambientes modernos. Para os antigos alquimistas, os óleos essenciais das plantas sintetizavam a chamada quintessência.

No trabalho com a Aromaterapia é recomendável uma visão holística e menos reducionista quando da abordagem dos princípios que regem a ação dos óleos essenciais sobre a natureza humana, uma vez que esta arte, por si só, é um tratamento holístico, com profunda ação sobre o corpo, a mente e as emoções.

CONCEITOS E HISTÓRICO DA AROMATERAPIA

Etimologicamente a palavra aromaterapia é composta de aroma, significando fragrância, e terapia, que quer dizer tratamento.

A Aromaterapia é o ramo da Fitoterapia que, através da aplicação de óleos essenciais extraídos das plantas, pretende promover a saúde e o bem-estar dos indivíduos. A ciência e a arte da Aromaterapia têm seus alicerces no princípio de que diferentes aromas acionam respostas específicas no cérebro, conduzindo a resultados próprios.

Os óleos essenciais são formas altamente concentradas de energia das plantas e, costuma-se dizer, constituem a sua alma, a sua força vital.

A Associação Americana de Aromaterapia refere-se aos óleos essenciais como "óleos voláteis, altamente concentrados, destilados de ervas aromáticas, flores e árvores, contendo propriedades semelhantes às dos hormônios e antissépticos naturais".

O sentido do olfato – seu mecanismo de conexão entre o ar exterior e o cérebro – é um poderoso disparador do sistema nervoso central. Como toda pessoa já experimentou um dia, alguns aromas têm a capacidade de evocar sentimentos como a saudade, sensações como a náusea, e reações fisiológicas como a "água na boca". E, geralmente, é isso o que acontece: um aroma quase sempre provoca um efeito imediato.

Embora os óleos essenciais tenham aquela aplicação através de aromas específicos, também apresentam diversas outras numerosas e importantíssimas propriedades farmacológicas que os caracterizam como antibióticos, antissépticos, antivirais, etc. De modo geral, os óleos essenciais penetram no corpo por inalação, através das vias respiratórias, ou então por absorção, diretamente pela pele, atingindo a corrente sanguínea.

Da mesma forma, muitos dos óleos essenciais, pelas suas propriedades antissépticas e anti-inflamatórias, podem e devem ser empregados em casos de queimaduras, feridas, picadas de insetos, etc. Outros, por sua ação antimicótica, são utilizados em infecções provocadas por fungos como o "pé-de-atleta" e outras.

BREVE HISTÓRICO DA AROMATERAPIA

Conforme é praticada atualmente, a Aromaterapia ressurgiu na Europa somente a partir de 1964, com a publicação da obra *Aromatherápie,* do Dr. Jean Valnet, mostrando-se, a partir de então, bastante evoluída, principalmente na França e na Inglaterra, entre outros países, onde é exercida por médicos, enfermeiros, terapeutas e demais profissionais da saúde.

Em países como o Brasil e os Estados Unidos, a retomada desta prática é muito recente, datando de poucos anos atrás. O termo óleo essencial também é de criação muito recente.

No entanto, a ciência da utilização dos óleos essenciais vem de milhares de anos atrás, antes dos tempos do Egito Antigo. Na verdade, a Índia desde há 6.000 mil anos mantém a prática da Aromaterapia sem interrupção até os dias de hoje, e a China, onde deve ter surgido, há mais tempo ainda.

Pesquisas antropológicas e paleontológicas, no entanto, identificam as primeiras práticas com a queima de gomas e resinas vegetais como incenso.

Acredita-se também que, eventualmente, plantas aromáticas foram misturadas a gorduras e óleos vegetais que eram passados sobre o corpo, fosse para cerimônias rituais ou pelo simples prazer de desfrutar dos respectivos aromas. Segundo Kathi Keville e Mindy Green, "entre os anos 7.000 e 4.000 a.C., gorduras e óleos de sândalo e de oliva devem ter sido combinados com plantas aromáticas, produzindo assim a primeira pomada neolítica".

Inúmeras pesquisas arqueológicas conduzidas na Índia, no Egito e no Afeganistão demonstraram a utilização de pomadas e incensos aromáticos desde períodos anteriores a 3.000 a.C.

Nas eras mais remotas da história da humanidade, fumigações aromáticas eram utilizadas em rituais diários e em cerimônias místicas para "expressar uma realidade difusa", nas palavras de Marcel Lavrabe. Os usos têm variado, mas os princípios têm permanecido os mesmos.

O Livro Chinês de Medicina Interna do Imperador Amarelo, escrito no ano de 2.697 a.C., explica diversas utilizações do uso aromático das plantas.

Chineses, hindus, egípcios, gregos, romanos, enfim, todos os povos antigos conheciam e utilizavam as fragrâncias naturais.

Com fins terapêuticos, no entanto, a Aromaterapia parece ter se originado no Egito Antigo, conduzida pelos sacerdotes que reconheciam a importância da saúde física e mental, além dos aspectos espirituais do homem. Já vem desde 3.000 a.C. a prática da importação de essências de outros países produtores, como os egípcios faziam, importando a mirra.

Os egípcios eram grandes apreciadores dos perfumes, tanto pela sua fragrância quanto pela sua capacidade de curar. Da mesma forma, valorizavam a cosmética e, em especial, os tratamentos de pele, para os quais faziam uso de massagens com óleos essenciais.

A conhecida prática do embalsamamento era uma das principais aplicações das substâncias aromáticas, sobretudo pelo poder antisséptico dos óleos essenciais.

A bíblia faz referência à utilização de óleos essenciais e de incensos em inúmeras passagens. O próprio Cristo recém-nascido recebeu, nas oferendas dos Reis Magos vindos do Oriente, mirra e incenso (olíbano).

A partir do Egito, a prática da Aromaterapia disseminou-se para todo o mundo mediterrâneo.

Os antigos hebreus faziam uso do incenso nas consagrações de seus templos e altares. A iniciação de sacerdotes conforme dada por Moisés (Livro de Êxodos) prevê a utilização de um óleo sagrado, para uso cerimonial exclusivo, cuja constituição era mirra, canela e cálamo, em óleo de oliva.

Entre os gregos antigos, uma única palavra – *arômata* – significava a um só tempo incenso, perfume, medicina aromática e plantas aromáticas. No século VII a.C. Atenas era um centro mercantil onde centenas de perfumes eram comercializados. Algumas ervas na forma de óleos e pomadas, eram comercializadas em finíssimos potes altamente elaborados e decorados à altura de seu valioso conteúdo.

Durante o século VII d.C., a obra O Livro da Destilação e da Química do Perfume, do árabe Yakub al-Kindi descreve inúmeros óleos essenciais, inclusive a cânfora, importada da China.

Nos anos 1.000, o célebre médico árabe Avicenna aprimorou os processos de destilação refinando o produto final. Os árabes também descobriram, à mesma época, como proceder à destilação do álcool, tornando possível à produção de perfumes sem o peso dos óleos essenciais. Um dos 100 livros escritos por Avicenna foi inteiramente dedicado às rosas.

Os perfumes essenciais foram levados do Oriente para a Europa pelos Cruzados medievais no século XII. Em fins deste mesmo século houve um incremento no cultivo, produção e consumo destes produtos na Europa, mas sem, no entanto, haver utilização terapêutica significativa, predominando a perfumaria.

O aperfeiçoamento dos processos da destilação deu-se com os trabalhos dos alquimistas, principalmente por aqueles da Alemanha do século XVI.

O uso dos óleos essenciais na perfumaria e na medicina começou a declinar no século XIX que, na verdade, marcou o declínio de toda a Fitoterapia no mundo ocidental, quando os cientistas da época aprenderam a isolar e sintetizar princípios orgânicos em laboratório. Com o passar dos anos, percebeu-se que estes produtos sintetizados muitas vezes não atingiam a performance do produto natural, principalmente porque na Natureza as ações se dão em conjunto, um princípio criando as condições para a adequada ação de outro.

GATTEFOSSÉ E A INFLUÊNCIA DE SEU TRABALHO

O termo Aromaterapia foi criado em 1928 por um químico perfumista, o francês René-Maurice Gattefossé. Seu interesse pelo uso terapêutico dos óleos essenciais foi estimulado por um acidente em que esteve envolvido, no laboratório de perfumes de sua família. Após uma explosão, sua mão foi seriamente atingida, provocando-lhe queimaduras severas.

Necessitando resfriar as mãos e sem vislumbrar nenhuma alternativa à sua volta, mergulhou a mão atingida em um recipiente que continha óleo essencial de lavanda (Lavandula officinalis).

Para sua surpresa observou, durante os dias que se seguiram, que sua mão não só se recuperava rapidamente, mas também que as cicatrizes eram mínimas. Gattefossé passou então a pesquisar as propriedades do óleo de lavanda e de outros óleos essenciais e, desta forma, tornou-se, eventualmente, a maior autoridade no assunto.

Hoje, credita-se a esse químico francês, com razão, a redescoberta da arte do uso dos óleos essenciais de plantas, com finalidades terapêuticas. Também se deve a ele a criação do termo Aromaterapia, como se viu.

Gattefossé dedicou cerca de 50 anos de estudos e pesquisas com os óleos essenciais e escreveu inúmeros trabalhos que, definitivamente, foram os responsáveis pelo renascimento da Aromaterapia no mundo contemporâneo moderno.

Posteriormente, inspirado nos trabalhos de Gattefossé, o Dr. Jean Valnet, um cirurgião do exército francês, durante a Segunda Grande Guerra utilizou os óleos essenciais de tomilho, limão, camomila e cravo no tratamento de feridas e queimaduras dos soldados, com excelentes resultados clínicos. Mais tarde, o mesmo Dr. Valnet fez uso de óleos essenciais no tratamento de distúrbios psicológicos.

O Dr. Valnet inspirou o movimento da moderna Aromaterapia com a publicação de seu livro *Aromathérapie*, em 1964.

Outra importante pesquisadora francesa, também inspirada nos trabalhos de Gattefossé, e baseando-se nas tradições da massagem aromática praticada na China, na Índia e no Egito antigos, a Bioquímica Marguerite Maury fundamentou uma terapia própria, relacionando a doença com o tipo de vida e a personalidade de cada pessoa. Sua obra The Secret of Life and Youth (O Segredo da Vida e da Juventude) foi lançada com grande sucesso em 1964.

Também se inspirando nos trabalhos de Gattefossé e do Dr. Valnet, o massagista americano Robert Tisserand lançou a obra The Art of Aromatherapy (A Arte da Aromaterapia), no ano de 1977, canalizando com estrondoso sucesso a atenção do público americano e gerando, a partir daí, inúmeros trabalhos, escolas, centros de pesquisa, associações, etc.

René-Maurice Gattefossé, Jean Valnet, Marguerite Maury e Robert Tisserand estão, portanto, entre os mais importantes protagonistas contemporâneos do renascimento da arte da Aromaterapia no mundo ocidental. É bastante recomendável a leitura dos trabalhos destes e de outros autores, quando se pretende um conhecimento mais profundo dos princípios que nortearam a Aromaterapia e de como ela vem evoluindo.

SITUAÇÃO DA AROMATERAPIA NO BRASIL

Pode-se dizer que a situação da Aromaterapia no Brasil de hoje é ainda descontrolada pela ausência quase total de regulamentação da atividade, da produção e, principalmente, da comercialização dos óleos essenciais, dando margem a todo tipo de adulteração.

Acrescente-se a facilidade com que se recomenda a utilização destas essências maravilhosas, mas extremamente potentes, sem o devido conhecimento, imprescindível quando se trata de qualquer indicação para fins terapêuticos.

O Brasil talvez seja o maior produtor de óleo essencial das Américas, em especial dos óleos de espécies cítricas (limão, bergamota, laranjas diversas). No entanto, estamos ainda muito distantes da seriedade e do profissionalismo com que a Aromaterapia é conduzida em países como a

França e a Inglaterra. Devemos buscar nestes países a inspiração para o nosso aperfeiçoamento, sobretudo no que diz respeito ao controle de qualidade dos produtos. Essa é, talvez, a questão mais séria de todos os ramos da Fitoterapia.

Portanto, ao fazer uso de óleos essenciais, toda atenção deve ser dispensada à idoneidade do fabricante e, muitas vezes, do distribuidor que, não raras vezes, adultera o produto original antes de vendê-lo.

No Brasil, os principais óleos essenciais e óleos carreadores produzidos são:

Andiroba
Copaíba
Limão
Bergamota
Cravo da Índia
Pau-rosa
Cabreúva
Eucalipto
Tangerina
Capim-limão
Hortelã
Castanha-do-Pará
Laranja

MÓDULO I
OS ÓLEOS ESSENCIAS
Os ramos de atuação

Podemos dividir a Aromaterapia em três grandes ramos de atuação. São eles:

- *Fisiológica* - Onde se trabalha com as propriedades químicas dos óleos essenciais, aplicando-os para atuar como anti-inflamatórias, antifúngicas, analgésicos, sedativos, etc. Normalmente é feito o uso dos óleos para tratar destes problemas através de massagens, banhos, compressas, inalação, sua ingestão e pelo uso de produtos que os contenha.

- *Psicológica* - Onde se trabalha, através da inalação dos aromas, a mente e emoções humanas. Este trabalho se dá a partir de sensações que são estimuladas pelos característicos aromas de cada óleo. Todas as formas de uso desencadeiam estas reações por acabarmos tendo contato com seus cheiros, porém a inalação exerce uma ação mais direta neste sentido. Este processo na verdade é interativo, pois estes aromas captados pelo cérebro atuam no sistema límbico, responsável pela regulação de vários processos emocionais.

- *Energética* - O efeito sobre a energia do nosso corpo e sua frequência que acaba se alterando pela memória energética trazida pelo óleo da planta. Isso acaba afetando-nos mental, física e emocionalmente.

De certa forma acabamos por lidar com as três formas, pois uma maneira de atuação acaba por interferir na outra. O efeito psicológico do óleo essencial sobre a mente é marcante, causando liberações a nível emocional de traumas, somatizações, etc, assim como tratando uma série de desordens de personalidade como raiva, medos, apegos, fobias, etc. O tratamento fisiológico pode dar respostas rápidas, como acontece às vezes com casos de infecções e processos inflamatórios. O efeito energético é muito semelhante à ação psicoterápica, porém têm marcante repercussão fisiológica.

DESCRIÇÃO

Os óleos essenciais são o resultado da extração – geralmente por destilação – dos componentes voláteis das diversas partes da planta e da expressão do pericarpo de espécies cítricas. São relativamente fluidos, têm natureza extremamente volátil, possuem alguma coloração (em sua grande maioria), são insolúveis em água e relativamente solúveis em álcool. Embora recebam o nome de óleo, não têm exatamente a viscosidade e coloração tradicionais que o termo leva a pensar.

Os aromas naturais dos óleos essenciais afetam diretamente a mente e o corpo físico e, utilizados de forma adequada, podem oferecer resultados altamente positivos para a saúde no seu sentido mais amplo.

Os perfumes, às vezes chamados de fragrâncias, também possuem seus aromas, mas não são a mesma coisa que os óleos essenciais; são compostos por produtos químicos sintéticos e não provêm os benefícios terapêuticos próprios das essências naturais, principalmente porque não compõem um conjunto de uma infinidade de substâncias, naturalmente harmônico e com padrões energéticos próprios.

Infelizmente, inúmeros produtos, principalmente cosméticos, têm sido apresentados e comercializados vinculando-se à palavra Aromaterapia, quando não existe vínculo algum, pelo menos do ponto de vista terapêutico.

OCORRÊNCIA, FUNÇÃO

Os óleos essenciais são mais abundantes nas plantas mais evoluídas como as Dicotiledôneas, que apresentam diversas famílias importantes, entre as quais podem-se destacar: Labiatae, Lauraceae, Umbelliferae, Rosaceae, Rutaceae, Compositae e outras; algumas famílias das Monocotiledôneas, como Araceae e Zingiberaceae, ainda entre as Angiospermas; e principalmente as Coníferas, entre as Gimnospermas. Caracteristicamente ocorrem na planta em quantidades muito pequenas. Para se obter, por exemplo, 500 g de óleo essencial de eucalipto, são necessários 23 kg de folhas desta planta e, para a mesma quantidade de óleo essencial de rosa, são necessários 1.400 kg de pétalas.

O óleo essencial de uma planta localiza-se em estruturas celulares que podem ser: uma célula isolada, mas distinta das que a rodeiam pelas suas dimensões maiores e por seu conteúdo de gotas oleosas, ou podem ser bolsas esquizógenas formadas por várias células e que reservam o seu produto numa bolsa comum, ou ainda os pelos capitados que suportam células glandulares.

Essas estruturas, no entanto, podem estar localizadas em quase todas as partes da planta (raiz, caule, folhas, flores, frutos). Os óleos cítricos (limão, bergamota, etc.) são extraídos das cascas dos frutos destas plantas.

Por outro lado, dentro de uma mesma espécie, o óleo de um órgão da planta pode diferir intensamente do óleo extraído de outro órgão da mesma planta. A canela (*Cinnamomum zeylanicum*) é um exemplo muito claro desse fato, uma vez que esta planta fornece, pelo menos, três óleos diferentes, extraídos respectivamente da casca, das folhas e das raízes da planta.

Alguns pesquisadores liderados pelos franceses Charabot, no início do século, acreditavam que as essências eram produzidas nas células clorofiladas, principalmente das folhas, atravessavam a membrana celular e, carreadas pelos condutos de seiva, se precipitavam nos locais de consumo, por saturação do meio. Eles consideravam o óleo essencial uma substância produzida com a finalidade de reserva para a planta.

Atualmente, no entanto, admite-se que o óleo essencial é formado nas células que o contêm, provavelmente na periferia do citoplasma, onde podem ser observadas pequeníssimas gotas, que se acumulam posteriormente.

Circulando nos espaços intercelulares, os óleos essenciais atuam como hormônios, veiculando informações entre uma célula e outra.

Hoje, consideram-se as seguintes funções fisiológicas do óleo essencial na planta:

· Moderação dos processos oxidativos;
· Participação no controle da osmose;
· Atração na polinização entomófila;
· Proteção contra micro-organismos;
· Proteção contra animais herbívoros;
· Alelopatia, a relação entre plantas vizinhas.

Em situações de estresse os teores de óleo essencial em uma planta se elevam, indicando sua participação nos processos de adaptação desta planta ao seu meio.

Portanto, os óleos essenciais são quimicamente bem diversificados assim como possuem diferentes atuações, ao contrário dos produtos quimicamente sintéticos que possuem basicamente uma única ação química. Por exemplo, a lavanda é comumente empregada em queimaduras, mas também como repelente de insetos, dores de cabeça, TPM, na insônia, estresse, etc.

Nunca dois óleos essenciais serão iguais em sua forma de atuar sobre o corpo.

Muitos constituintes, como os aldeídos, possuem propriedades anti-infecciosas, estimulantes da circulação e entre os óleos que possuem altos teores deles podemos citar o lemongrass (citral), casca de canela (aldeído cinâmico), citronela (citronelal), etc.

Cetonas terão ação sobre a regeneração celular, liquefazendo mucosidades e são úteis como descongestionantes em casos de asma, bronquites e resfriados. Entre os óleos que possuem altos teores delas citamos a lavanda spike (cânfora), tuia (tuiona), tagetes (tagetona), etc.

Fenóis são anti-sépticos e úteis no combate a bactérias e vírus e podem ser encontrados nos óleos de tomilho (timol), orégano (carvacrol e timol), etc.

Alcoóis atuam como sedativos, antissépticos e estimulantes do sistema imunológico.

Óleos que possuem altos teores em alcoóis são o sândalo (santalol) e o neroli (nerol).

Sesquiterpenos, que encontramos nos óleos de limão (limoneno), camomila (camazuleno) e pinho (pineno), são anti-inflamatórios e atuam especialmente sobre o fígado auxiliando no processo de desintoxicação do corpo e como estimulantes de funções glandulares.

Imagine como não seria longa toda a listagem de compostos ativos se fossemos analisar a totalidade de óleos essenciais atualmente comercializados em todo o mundo, sem citar suas mais variadas indicações. Devido a esta inacreditável complexidade de centenas de diferentes compostos químicos presentes, muitas vezes num único simples óleo, torna-se bem claro que o valor terapêutico dos óleos essenciais é imenso. Por outro lado, um produto sintético jamais possuirá a variedade de compostos químicos que óleos naturais contém; não tendo assim, a sinergia específica advinda da fusão molecular destes elementos que atuam de maneira bem específica na cura.

Desta forma é comum vermos propriedades diferentes daquelas estudadas num laboratório junto a estes compostos: eles dentro da planta e num óleo essencial extraído de forma adequada possuirão efeitos distintos e muito mais abrangentes daqueles verificados em sua atuação isolada, e isso acontece devido à sinergia que acontece entre os compostos que se unem em cadeias estruturais que sem os devidos cuidados no ato da destilação e extração, podem se romper e diminuir em muito as ações dos óleos empregados.

Os óleos essenciais naturais possuem uma alta frequência vibratória, que pode ser medida e comprovada cientificamente. Segundo o Dr. Royal Rife, nosso corpo possui uma frequência que fica em torno de 62 a 68 MHz. Quando esta frequência cai, nosso sistema imunológico fica comprometido e doenças poderão vir a aparecer.

Pelas pesquisas, notou-se um alto padrão vibratório nos óleos essenciais naturais que possuem intactas suas estruturas moleculares, indo sua frequência de 52 MHz a 320 MHz (óleo de rosas). Em tão elevado padrão energético nenhum vírus, bactéria ou fungo poderá sobreviver, eles simplesmente desaparecem e os que sobram morrem.

Assim podemos entender os poderosos efeitos antibióticos e antiviróticos da maioria dos óleos essenciais que são empregados nos mais diferentes tratamentos. Inclusive vale ressaltarmos aqui que em nenhuma das pesquisas feitas, notou-se alguma resistência por parte dos vírus ou bactérias aos óleos essenciais utilizados: simplesmente eles não criam resistência aos óleos, contrário aos antibióticos convencionais que têm perdido seu uso devido às mutações destes micro-organismos.

Um agente-chave, encontrado nos óleos essenciais, e que é intensamente importante para a sustentação e regeneração de nosso corpo, é o oxigênio, isso porque óleos essenciais são antioxidantes naturais que dentro das plantas atuam em processos regenerativos, curativos, de limpeza e defesa celular, propriedades estas mesmas, ativas dentro de nosso corpo ao os utilizarmos.

Os óleos essenciais funcionam como uma base de auxílio no aumento de oxigênio em nosso corpo, possuindo assim, a capacidade de aumentar seu nível dentro das células - como se sabe, melhora consequentemente o sistema imunológico. Assim, ao adquirir um resfriado, uma pessoa possui a capacidade de se recuperar 70% mais rápido usando óleos essenciais como o limão e o tomilho.

Hoje, sabe-se que a maioria das doenças é causada pela falta de oxigenação celular.

Pelas últimas pesquisas, descobriu-se que células doentes devido aos processos oxidativos ocasionados pela presença de radicais livres, não possuem uma normal absorção de oxigênio, nutrientes e vitaminas necessárias à sua manutenção. Ao tais substâncias não atravessarem a parede celular, vêm a ocasionar uma morte precoce da célula.

Os óleos essenciais conseguem romper esta parede danificada pelos processos oxidativos (pois são lipossolúveis), levando com isso os nutrientes e o oxigênio necessário à vida da célula. Com isso ela consegue aos poucos se recuperar, regenerando-se com o auxílio de elementos antioxidativos presentes nos óleos essenciais. Inclusive vale ressaltar aqui que este potencial dos óleos essenciais é tão intenso que alguns como a camomila, vêm a ser contraindicados em tratamentos radioterápicos, pois inibem a sua ação sobre o corpo, mas como reconstituinte celular pós-tratamento são excelentes.

Está bem claro que quando os óleos essenciais são difundidos na casa, eles têm a habilidade de aumentar o índice de oxigênio na atmosfera. Eles fazem isso, liberando moléculas de oxigênio do ar. Os óleos também aumentam o ozônio e os íons negativos na casa, o que é excelente no combate à proliferação e desenvolvimento de bactérias.

Atualmente, a ciência nos mostra que óleos essenciais como o olíbano, possuem a habilidade de aumentar os níveis de oxigênio ao redor das glândulas pineal e pituitária, o que por outro lado acaba estimulando tais glândulas, facilitando assim o contato com o plano espiritual. Por isso o olíbano, mirra, sândalo e outros óleos e resinas sagradas sempre foram empregados em templos com o objetivo de facilitar o contato do homem com o seu lado espiritual. O olíbano inclusive alivia, por estas mesmas vias de ação, estados maníaco-depressivos. Devido a possuir uma grande intensidade em sesquiterpenos, ele também possui o potencial de trabalhar como um imunoestimulante, além de ter propriedades anticarcinogênicas, que têm sido estudadas atualmente no tratamento do câncer.

Veja o esquema abaixo:

Oxigênio, nutrientes, vitaminas, suplementos não podem penetrar numa célula doente.

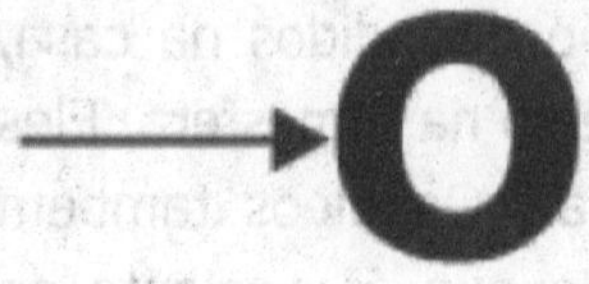

Contudo, óleos essenciais podem penetrar a parede celular de lipídeos, o que resulta numa maior distribuição de oxigênio e outros nutrientes, dando assim à célula, nova vida.

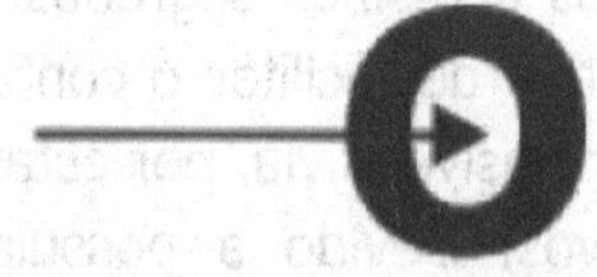

Penetração →

Resultando em uma célula saudável que pode receber oxigênio e nutrientes.

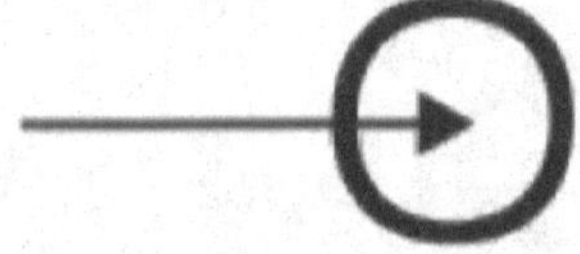

Óleos naturais e óleos sintéticos

Além dos óleos voláteis obtidos de plantas (fitogênicos), produtos sintéticos são encontrados no mercado. Esses óleos sintéticos podem ser imitações dos naturais ou composições de fantasia e costumam ser muitas vezes denominados de "essências". Para uso farmacêutico, somente os naturais são permitidos pelas farmacopéias, e no emprego, dentro da Aromaterapia, jamais devemos fazer uso de criações sintéticas. Exceções são aqueles óleos que contêm somente uma substância, como o óleo volátil de baunilha (que contém vanilina). Nesses casos, algumas farmacopéias permitem também os equivalentes sintéticos e sua ação limita-se puramente à sua química.

Porém, há grandes diferenças entre um produto natural e um sintético, as quais são:

- Podemos dizer que não existe recriação humana que consiga reproduzir com plena perfeição o aroma de um óleo natural. Em sua maior totalidade, existe uma diferença marcante na composição química dos óleos naturais e dos sintéticos, o que impede seu emprego quando se tratar de doenças físicas, pois o uso, como o de ingerir, pode além de não resolver o problema, ocasionar sérias intoxicações.

- Existe uma diferença que impede seu emprego de forma psicológica e homeopática: o produto sintético não carrega consigo a energia da planta, portanto perde sua utilidade terapêutica dentro da Aromaterapia a nível psicoterapêutico, através de óleos essenciais, pois muitos dos efeitos energéticos dos óleos se dão não somente pelo seu aroma, mas também pela frequência energética e memória que eles carregam. Atualmente, é comum um grande número de pessoas se queixarem de alergias respiratórias causadas pelo emprego de óleos essenciais. Na verdade, elas têm empregado produtos sintéticos e não óleos essenciais naturais, e o fazem crendo que o produto que estão comprando é totalmente puro. Quando estas mesmas pessoas, que antes usavam essências sintéticas, passam a empregar óleos naturais, há uma diferença marcante em seus resultados e as alergias deixam de existir. Portanto, é importante saber diferenciar o produto que você está comprando para ter garantia de seus benefícios, e não correr o risco de intoxicar seu cliente.

Devido à importância deste assunto, vamos ver algumas formas de se distinguir um produto natural de um sintético, bem como um bom produto de um de má qualidade.

O primeiro passo é compreender, e, infelizmente ter de aceitar que no Brasil, cerca de 90% dos óleos que estão no mercado não apresentam mais a sua composição original.

Os produtores de grande parte dos óleos comercializados não apresentam a identificação correta da planta da qual o produto foi obtido (nome científico), a parte do vegetal que foi empregada e a procedência do mesmo. A origem geográfica pode, algumas vezes, auxiliar na identificação botânica e determinar a composição diferenciada, pois, sobre este fator, há a presença de quimiotipos diversos dos óleos, que surgem de acordo com o tipo de solo, clima e habitat no qual a planta é cultivada. Um exemplo é o alecrim, que só na França possui dois quimiotipos diferentes, um cultivado no sul e outro no norte.

A colheita da planta e a forma de extração de seu óleo interferem fortemente na composição química final de seu produto; portanto, é de suma importância tomar conhecimento destes fatores de modificação. Ter à disposição de seu fornecedor a análise química de seus óleos é a melhor garantia de se estar adquirindo um produto natural e inclusive poder saber qual variedade de quimiotipo (variação química) você está comprando. Pois, conforme falamos, os óleos variam de composição de acordo com clima, região, tipo de solo, época do ano, etc, o que também poderá, conforme o caso, diferenciar em muito suas aplicações. Por exemplo, se a camomila (Matricaria chamomilla) for colhida pela manhã, seu óleo possuirá altos teores em alfa-bisabolol, seu principal princípio ativo como anti-inflamatório. Porém, se colhida ao fim da tarde, encontrar-se-ão somente vestígios de alfa-bisabolol em seu óleo.

A adulteração (e mesmo a falsificação) de óleos voláteis já é conhecida desde os tempos mais antigos, talvez até desde a época dos ditos "alquimistas". Além da fraude evidente ao consumidor, dependendo do tipo de falsificação, esta pode acarretar conseqüências negativas para a saúde do usuário e, portanto, especial atenção deve ser reservada a esse tipo de problema. Tipicamente, os seguintes procedimentos são usados para falsificar óleos voláteis:

- Adição de compostos sintéticos, de baixo preço, tais como álcool benzílico ou octílico (de cereais);
- Mistura do óleo volátil de qualidade com outros óleos de menor valor para aumentar o rendimento;
- Falsificação completa do óleo através de misturas de substâncias sintéticas dissolvidas num veículo inerte.

Algumas recomendações na aquisição dos óleos:

- Um óleo essencial jamais será vendido em vidro transparente, pois em contato com a luz oxida-se com facilidade, perdendo então suas propriedades terapêuticas. Ao ser adquirido, deve estar conservado em frascos de cor âmbar ou azul cobalto. Mesmo assim, pode ser encontrado produtos sintéticos sendo vendidos nestes frascos, até mesmo por seus custos serem menores.

- Os óleos essenciais não possuem cores extravagantes como roxo, lilás, etc. Somente o óleo de camomila e poucos outros apresentarão a coloração azulada, pois em sua composição, encontra-se o camazuleno, o que lhe confere o tom azulado. Por outro lado, a tangerina, laranja e orégano terão a cor alaranjada, o patchouli, a casca de canela e o vetiver a cor marrom e o cedro de Himalaia e a bergamota a cor esverdeada. Nos outros casos, jamais se encontrará óleos com cores que vão além do transparente e do amarelo claro. Normalmente produtos coloridos o são pela adição de anilinas.

- Óleos essenciais não se dissolvem facilmente na água (são óleos).

Se, ao pingar uma gota, a água turvar-se de branco, isso é um indício de que o produto é sintético. O óleo natural não se dissolve, costuma boiar quando seu peso é menor que o da água, ou ir para o fundo como o vetiver ou patchouli que possuem maior peso molecular.

- Produtos com cheiros alterados, com odor de álcool ou óleo de cozinha são produtos adulterados e devem ser deixados de lado, a não ser que sejam vendidos com uma finalidade específica, como uso na massagem, ou rotulados como diluídos, como acontece muitas vezes com os óleos de rosa e jasmim, que por serem muito caros, costumam ser diluídos a uma proporção de 10 ou 20% em óleo de jojoba para baratear seu custo.

- Óleos naturais jamais irão custar o mesmo preço, pois necessitam de proporções diferentes de matéria-prima da planta para se produzir óleo, assim como, de acordo com seu país de procedência, possuirão preços de custo também diferentes (nesse caso, entram também taxas de câmbio, importação e exportação, vigilância sanitária, etc).
Por exemplo, para conseguir-se 1 litro de óleo de eucalipto glóbulus, necessita-se aproximadamente de 30 kg de folhas. Por outro lado, para conseguir-se a mesma quantidade em óleo de rosas (1 litro), gasta-se de 1 a 3 toneladas de pétalas, o que equivale a 1 hectare de plantação de rosas. Daí, seu preço jamais vir a ser o mesmo que o de um óleo de eucalipto.

- Os óleos naturais duram mais tempo na pele, quando empregados como perfumes ou quando utilizados na massagem, contrário aos sintéticos que não permanecem às vezes mais do que poucas horas. Esta é a grande diferença entre os perfumes franceses que utilizam óleos naturais e os nacionais que usam essências sintéticas. Um perfume francês às vezes chega a manter seu odor sobre a pele até o dia seguinte.

- Sempre que for comprar seu óleo, questione sobre a análise química, se o produto é natural e de onde provém. Quem trabalha com integridade coloca no rótulo do produto o país de origem, método de extração, data de envasamento ou colheita, parte da planta que foi empregada na extração e informações sobre quimiotipo, se tiver. Quanto ao penúltimo item, mostra-se extremamente importante saber-se qual parte da planta foi empregada para se produzir o óleo, pois por exemplo, se o extrairmos da casca da canela teremos maior intensidade em aldeído cinâmico (55-75%), um composto que pode queimar a pele (e que é mais útil como sudorífero e estimulante), enquanto no óleo extraído de suas folhas encontraremos mais eugenol (70-90%) (sendo um óleo de maior propriedade antisséptica). Por outro lado, retirando-se o óleo de suas raízes, haverá altos teores em cânfora, que possui propriedades estimulantes na circulação, o que nestes casos diferenciará em muito as aplicações terapêuticas dos óleos desta mesma planta. Vale frisar também que existem muitas empresas que colocam o nome científico da planta no rótulo de produtos sintéticos comercializados como naturais, o que nos leva a constatar que só o nome científico nem sempre identifica o produto como natural, mas permite saber, no caso de marcas de garantia, de qual espécie de planta foi produzido o óleo, já que alguns possuem marcantes alterações químicas conforme espécie e subespécie.

Estas são algumas diferenças básicas. Em se tratando de Aromaterapia, qualidade é tudo e este é um dos grandes problemas enfrentados pelos terapeutas. Diferentemente dos Florais de Bach, aos quais o terapeuta limita-se a escrever a recomendação para o farmacêutico prepará-los, os óleos essenciais e as sinergias preparadas são pelo próprio terapeuta, daí todo cuidado é pouco para que seu trabalho se desenvolva de forma satisfatória.

Métodos de obtenção

Todas as partes das plantas podem ser utilizadas para a extração dos óleos essenciais que contenham; no entanto, um órgão como, por exemplo, a flor, pode fornecer um óleo mais adequado para determinado fim que o óleo extraído das folhas da mesma planta, devido à diferença na sua composição.

O óleo essencial das diversas partes das plantas pode ser extraído por variados métodos, adequados cada um a um tipo de extração e de espécie vegetal utilizada.

Entretanto, a destilação é o método mais comum.

Cada método de extração tem suas vantagens e suas desvantagens, e as características e qualidades de cada óleo podem variar de acordo com o método utilizado.

De modo geral, todos os métodos de extração não são adequados para processamento doméstico, ainda que artesanal, porque as quantidades de material vegetal necessárias para uma produção, mesmo que pequena, são exageradas.

Os métodos de extração mais comuns são:

- Enfleurage;
- Extração com solventes;
- Expressão a frio;
- Destilação.

Quase todos os óleos disponíveis no mercado são obtidos pelo processo de destilação e, por isso, este sistema de extração será considerado neste estudo com mais detalhes.

ENFLEURAGE

Provavelmente deve ter sido o primeiro método utilizado para a extração de óleos essenciais, principalmente para pétalas de flores muito delicadas.

Consiste em uma extração em camadas através de tecidos embebidos em óleo ou gordura; o óleo essencial migra das pétalas se dissolvendo na gordura que, posteriormente, é removida com o uso de solventes adequados. Numa segunda fase, o solvente deve ser removido para a obtenção do óleo essencial.

O método é muito dispendioso e demorado. Atualmente, é considerado obsoleto.

EXTRAÇÃO COM SOLVENTES

Consiste na imersão do material vegetal em um hidrocarboneto solvente que fará a extração propriamente dita. Posteriormente o solvente é retirado restando o óleo essencial.

O método é empregado principalmente para flores. Não é recomendável para fins terapêuticos, principalmente porque deixa resíduos do solvente no óleo obtido. Já foram encontrados valores da ordem de quase 10% de solvente, e até mais em alguns casos.

Na França onde a Aromaterapia é mais avançada, a extração através de solventes de óleos essenciais, para fins terapêuticos, é proibida.

EXPRESSÃO A FRIO

Praticamente utilizado com exclusividade para a extração do óleo das cascas de diversas espécies de Citrus. É efetuada a partir da expressão hidráulica do material vegetal a frio, coletando-se então o óleo que escorre.

Do ponto de vista terapêutico é o método que menos alterações provoca no óleo essencial, pois não há a interferência do calor.

DESTILAÇÃO - HIDROLATOS

A destilação, como foi visto, é o método mais comum de extração dos óleos essenciais das plantas. Os princípios desta técnica foram já observados por Dioscórides, no século I. Há também uma citação referente ao seu emprego pelos antigos egípcios.

A destilação ocorre dentro de um equipamento denominado destilador ou alambique, desde os mais simples aos mais elaborados.

O processo genérico é o seguinte:

1. O material vegetal é todo colocado dentro de um tanque, apoiado em uma espécie de peneira inox, através da qual se faz passar vapor d'água aquecido; esta é a melhor maneira, mas não é adequada para raízes, semente, galhos, etc. Nestes casos, o material vegetal é colocado diretamente na água;

2. O vapor, passando através do material vegetal, aquece e carrega consigo as substâncias aromáticas voláteis;

3. O vapor, agora contendo o óleo volatilizado, passa por uma serpentina onde é resfriado e condensado;

4. Na porção terminal da serpentina a mistura água / óleo essencial é coletada à temperatura ambiente;

5. A água e o óleo são separados por decantação, isto é, aproveitando-se as diferentes densidades de cada um, que permite que o óleo fique sob ou sobrenadando na água.

Algumas variações no método básico de destilação podem ser introduzidas, principalmente para melhoria da qualidade do material que se pretende obter. Assim, certas destilações são efetuadas a "fogo baixo", isto é, sob temperaturas mais brandas e durante um tempo maior, permitindo, dessa forma, um óleo de melhor qualidade. Outras vezes, o processo é repetido, isto é, redestilado, obtendo-se um material mais refinado.

A destilação de material vegetal para a obtenção de óleos essenciais é um processo cujo rendimento é sempre muito baixo e caro, pelos teores muito reduzidos daqueles princípios na planta. Para se ter uma idéia de grandeza, podem ser citados, como exemplo, os seguintes rendimentos médios, para a obtenção de 1 kg de óleo essencial:

Eucalipto 46 kg
Tomilho 400 kg
Rosa 1400 kg
Néroli 6000 kg

Após a separação do óleo essencial da água, esta última constitui o hidrolato, que é a água destilada contendo cerca de 0,2 g/l de óleo essencial disperso na forma ionizada, não decantável.

Assim são produzidos hidrolatos conhecidos, como a "água de rosas", a "água de flor de laranjeira" e a "água de camomila".

Além disso, deve ainda ser observado que estes hidrolatos contêm, invariavelmente, substâncias solúveis em água, e que não estão presentes no óleo essencial.

Em muitos casos a destilação é processada para a obtenção exclusiva do respectivo hidrolato. Aqui, como no caso dos óleos essenciais propriamente ditos, também existe falsificação comercial, agregando-se algumas gotas de óleo à água pura, apresentando a mistura como hidrolato ou água de flores.

Os hidrolatos são especialmente recomendados para a desinfecção de feridas e cuidados com a pele em geral. São muito utilizados em cosmética. Também podem, em muitos casos, servir como complemento no tratamento utilizando óleo essencial, ampliando a capacidade deste.

Os óleos essenciais após a sua extração precisam ser armazenados em vidros escuros desinfectados, ao abrigo da luz, em local fresco sem grandes variações de temperatura, muito bem tampados, evitando-se qualquer contato com o ar. Desta forma podem ser guardados por cerca de 2 a 3 anos.

Ação dos óleos essenciais

Embora o termo aroma seja exclusivo para a fragrância, os óleos essenciais também apresentam propriedades farmacológicas tais que lhes permitem penetrar através da pele e atuar na corrente sangüínea. A menor molécula aromática já faz dela um agente terapêutico capaz de agir sobre o organismo humano.

Uma das ações mais marcantes dos óleos essenciais sobre o organismo humano, através da Aromaterapia, se dá sobre o sistema linfático, com a prática da massagem aromática, que é de eficácia imediata. O sistema linfático é um segundo sistema circulatório, responsável pela drenagem do excesso de fluido das células e dos tecidos, pela absorção dos nutrientes lipossolúveis (solúveis em gorduras) e pelo controle de infecções no organismo. E o efeito da massagem aromática se faz sentir sobre estas três áreas.

Por outro lado, de modo geral, a Aromaterapia tem sido utilizada com sucesso em infecções bacterianas e deficiências imunológicas, da mesma forma como atua eficazmente através do sistema nervoso central.

No entanto, a ação mais sutil e mais profunda da aplicação dos óleos essenciais no organismo é a que se faz sentir mesmo através da mente humana, pelo sentido do olfato. As moléculas de óleo essencial contidas no ar aspirado, passando pelas vias respiratórias, estimulam os nervos olfativos. Estes nervos olfativos estão ligados diretamente ao sistema límbico do cérebro, responsável por regular a atividade sensorial e motora e pelos impulsos de sexo, de fome e de sede.

Pesquisas recentes têm comprovado que os diversos cheiros que percebemos tem um impacto direto sobre aquilo que sentimos. Acredita-se que os vários aromas dos óleos essenciais ativam os transceptores neuroquímicos do cérebro como a serotonina e as endorfinas, que fazem a comunicação do cérebro com o sistema nervoso e outros sistemas do corpo.

Por exemplo, o aroma de um óleo essencial calmante provocaria a liberação de serotonina, enquanto um óleo estimulante induziria à liberação de noradrenalina. Estudos recentes têm demonstrado os efeitos dos óleos essenciais sobre as ondas cerebrais. Um ritmo exibindo calma foi produzido quando um óleo conhecido por sua ação sedativa foi inalado, e um aroma estimulante provocou uma resposta de alerta.

Assim, o óleo essencial de lavanda é utilizado, pelo seu aroma, para relaxamento; sabe-se hoje que esse aroma incrementa as ondas alfa na região de trás da cabeça, região associada ao relaxamento.

Resumindo, pode-se afirmar que os óleos essenciais têm sua ação viabilizada em quatro frentes:

· Pela inalação (vias respiratórias / sistema límbico);
· Pela absorção (pele / correntes sangüínea e linfática);
· Pela aplicação tópica (pele / superfície local);
· Pela ingestão oral (uso interno).

O sentido do olfato

É interessante observar bem o aspecto de fragrância da Aromaterapia e, sobretudo, como os aromas agem sobre o cérebro humano, comandando emoções, a partir do olfato.

Dá-se o nome de anosmia à perda da capacidade olfativa, quando então não se percebe os diferentes cheiros ou aromas.

O olfato está diretamente relacionado com as áreas do subconsciente e, tornar esse mundo acessível, significa abrir-se a uma infinidade de conhecimento e sabedoria.

Talvez o aspecto mais importante na osmologia – o estudo da olfação – seja exatamente esta estreita ligação entre o cérebro e o nariz humanos. Fisicamente, trata-se apenas da distância de alguns centímetros separando um do outro. Fisiologicamente, a conexão é direta e as respostas imediatas: deve ser notado que as mensagens olfativas não passam pela medula espinhal, como a maioria das mensagens do corpo que vão para o cérebro, mas aquelas vão diretamente a uma específica região cerebral.

ANATOMIA DO OLFATO

   As principais estruturas que envolvem a olfação, na ordem em que os processos ocorrem podem ser assim resumidas:

· Cavidades nasais: constituem os espaços por onde circula o ar desde o exterior até o contato mais íntimo com a mucosa;
· Mucosa do epitélio olfativo: é o tecido que recobre a parte interna das cavidades nasais e onde as partículas aromáticas se dissolvem;
· Cílios olfativos: micro-estruturas que aumentam a área de contato das moléculas aromáticas com os nervos olfativos;
· Nervos olfativos: conjunto de células nervosas que transmitem a informação olfativa para o cérebro;
· Bulbos olfativos: estruturas através das quais os nervos olfativos se conectam ao cérebro;
· Sistema límbico cerebral: setor do cérebro responsável pelas emoções e pelo instinto; é uma das partes mais primitivas do cérebro.

Quando o óleo essencial se evapora, suas moléculas ficam dispersas, suspensas no ar. Ao ser aspirado pelo nariz, esse ar é aquecido e algumas daquelas moléculas são então dissolvidas na mucosa que cobre o epitélio olfativo, nas porções mais internas da cavidade nasal. Uma parte das moléculas dispersas no ar inspirado segue para os pulmões, enquanto outra retorna ao exterior pelo ar expirado.

Milhões de terminais olfativos, na forma de minúsculos cílios, transmitem a informação a um dos dois principais nervos olfativos. Esta informação segue através do nervo para o bulbo olfativo que a retransmite para a região límbica do cérebro.

Conforme observou Marcel Lavabre, o sentido do olfato é a tal ponto apurado que é capaz de detectar uma parte em dez trilhões de partes de material olfativo, isto é, de partículas fragrantes.

É de se ressaltar, no entanto, que o homem não desenvolveu um vocabulário apropriado para diferenciar as várias centenas de odores diferentes que se pode perceber.

Além disso, como os nervos olfativos terminam em uma região onde a linguagem é a utilização de imagens e associações, não é possível o exercício do mesmo tipo de lógica empregada pelos centros do intelecto.

Aplicação fitoterápica dos óleos essenciais

"Em todas as nossas investigações da natureza, devemos observar que quantidades ou doses do corpo são necessárias para um dado efeito, e devemos nos precaver de superestimá-las ou de subestimá-las." (Francis Bacon)

O fato de os óleos essenciais existirem em concentrações muito elevadas, exige que as orientações fornecidas e os cuidados a observar devam ser seguidos exatamente como será demonstrado logo adiante.

Existem inúmeras formas de aplicação nas quais os óleos essenciais podem ser utilizados: em massagens (diluídos em óleo vegetal), compressas, banhos, pedilúvios, nebulizações, difusões, inalação direta, ingestão oral, entre outras.

A forma mais adequada será sempre circunstancial, quer dizer, em cada situação pode-se identificar qual a melhor aplicação a ser feita para aquele cliente específico considerando-se suas características e suas necessidades.

Recomenda-se, sempre que possível, a utilização dos óleos essenciais como coadjuvante, integrada a um tratamento fitoterápico porventura previsto. Pode-se obter respostas mais intensas e mais seguras agindo dessa forma.

As diversas aplicações serão explanadas a seguir:

· Massagem aromática;
· Difusão;

- Nebulização;
- Inalação direta;
- Banho aromático;
- Pedilúvio aromático;
- Compressa aromática;
- Ingestão oral.

MASSAGEM AROMÁTICA

Desde os tempos mais antigos, a massagem com óleos aromáticos já era utilizada como arte curativa. É o tratamento clássico da Aromaterapia, geralmente suave e relaxante, diferente da massagem sueca tradicional.

A massagem aromática combina as vantagens da massagem terapêutica com a eficiência do uso dos óleos essenciais. Faz-se uso de massagens com óleos essenciais quando se pretende redução do estresse, relaxamento muscular, estímulo à circulação, tratamentos depurativos, analgesia local, etc.

Quando se utiliza um óleo essencial em massagem, é recomendável usar no ambiente um difusor com o mesmo óleo. Assim, sua ação sistêmica é reforçada pelo aroma inalado do ambiente.

Os óleos essenciais são completamente absorvidos entre 1 e 2 horas após a massagem, penetrando fundo nos tecidos, ampliando os efeitos da massagem propriamente dita.

A massagem terapêutica com óleos essenciais estimula a circulação sangüínea, e assim incrementa o suprimento de oxigênio e nutrientes às células; estimula intensamente o sistema linfático; e ativa a seção límbica do cérebro (o centro emocional). Além disso, é uma efetiva forma de reduzir o estresse e as tensões. Segundo Shirley Price: "Onde o estresse e a depressão são a maior causa dos desequilíbrios da saúde, uma completa massagem aromática é o melhor tratamento terapêutico complementar disponível".

No entanto, como é uma relação direta entre o terapeuta e o cliente, só deve ser conduzida se o agente se encontrar com o espírito aberto, receptivo e compreensivo, para identificar tensões, pontos doloridos, pontos sensíveis, áreas congestionadas, etc. A massagem, dessa forma, age física, mental e emocionalmente sobre o cliente.

Deve-se observar ainda que, durante a massagem aromática, a volatilização do óleo essencial empregado permite uma absorção pela mucosa das vias respiratórias, intensificando o efeito esperado.

As massagens utilizam-se de óleos essenciais diluídos em outros óleos catalisadores (também chamados de carreadores ou óleos base), na proporção média entre 1,5 a 3,0%.

São comuns, para esses fins, os óleos de extração a frio, como o de semente de uva, de amêndoa e de jojoba, entre outros, como veículos para a essência.

· *Óleo de jojoba:* como o óleo de jojoba tem uma natureza de cera (sua estrutura química lembra a das substâncias sebáceas secretadas pela própria pele humana), sua vida útil é muito mais longa que os demais. Além disso, ele ajuda a dissolver as deposições sebáceas que fecham os poros.

· *Óleo de semente de uva:* um óleo de coloração atrativa e com excelente penetração na pele, carreando com mais facilidade as moléculas do óleo essencial.

· *Óleo de amêndoa doce:* é o óleo mais comum, utilizado com este fim, pois pode ser empregado para quase todos os tipos de pele.

Recomendam-se os seguintes óleos catalisadores para diluição, em função da natureza da pele do cliente:

· Pele seca: amêndoa doce, abacate, oliva;
· Pele normal: semente de uva, girassol, milho;
· Pele oleosa: castanhas, soja.

No óleo escolhido, ou na mistura que se considere adequada, diluem-se as essências indicadas para o tratamento, geralmente na concentração de 2%, isto é, para cada 2 g de óleo essencial, completa-se com o óleo base escolhido até 100 g.

Recomenda-se a inclusão de cerca de 10 g de óleo de germe de trigo para cada 2 g de óleo essencial, o que conferirá à mistura um poder vitamínico para a pele e um antioxidante natural.

Portanto, 500 g de uma mistura para massagem terapêutica poderia ser assim preparada:

· 440 g de óleo de amêndoa doce;
· 50 g de óleo de germe de trigo;
· 10 g de óleo essencial;

Uma seção de massagem consome cerca de 20 ml de óleo preparado. Recomenda-se preparar cerca de 30 ml para utilização em cada sessão de massagem.

Uma relação prática que auxilia na quantificação e no preparo é a seguinte: 1 ml de óleo corresponde a 20 gotas. Deste modo, como o óleo para a massagem deve ser preparado com concentração de cerca de 2%, e para cada massagem serão preparados 30 ml, pode-se adotar a seguinte referência:

1 ml = 20 gotas;
30 ml = 600 gotas
2% de 30 ml = 0,6 ml = 12 gotas

Portanto, para o preparo da quantidade de óleo necessária para uma única sessão de massagem aromática (30ml), deve ser utilizada 12 gotas de óleo essencial.

É recomendável a utilização complementar da difusão com o óleo essencial específico para o caso tratado pela massagem, nos dias da semana que compõem o período entre duas sessões de massagem.

DIFUSÃO

A difusão consiste em volatilizar o óleo essencial no ambiente onde o indivíduo está repousando, como um excelente complemento ao tratamento fitoterápico.

Às vezes, a difusão é fundamental pelas respostas rápidas e pelo relaxamento adequado que propicia.

Existem vários modelos de difusores. De maneira geral, seu princípio de funcionamento consiste em, através de uma fonte de calor - que pode ser elétrica ou mesmo a chama de uma vela - elevar a temperatura do óleo essencial para que este se volatilize, espalhando-se pelo ambiente.

É uma alternativa bastante adequada fazer uso de um difusor com o óleo essencial da mesma espécie que se esteja utilizando num tratamento fitoterápico, durante os momentos de repouso do cliente.

Por exemplo, fazendo-se um tratamento anti-espasmódico com compressa de capim-limão (Cymbopogon citratus) pode-se, ao mesmo tempo, durante a aplicação da compressa, permanecer num ambiente onde se faz uso do óleo essencial daquela planta em um difusor.

Recomendação: 4 a 6 gotas diluídas em água mineral.

NEBULIZAÇÃO

Diferentemente da difusão, a nebulização espalha o óleo essencial no ar do ambiente, sem volatilizá-lo pelo calor.

A nebulização é feita através de um aparelho conhecido como nebulizador, que consiste basicamente m um recipiente que contém o óleo essencial diluído em água à temperatura ambiente, e uma bombinha que pulveriza micro-gotículas no ar. Tem as mesmas aplicações da difusão.

INALAÇÃO DIRETA

A inalação consiste na absorção direta do óleo essencial volatilizado. É indicada, principalmente, para os casos de afecções das vias respiratórias e da pele, e para uma rápida alteração do estado emocional.

Pode ser conduzida através do uso do banho de vapor facial ou através da inalação a seco.

O banho de vapor facial consiste em colocar água quente em uma tigela e nela acrescentar algumas gotas do óleo essencial indicado. Em seguida, cobre-se a cabeça, envolvendo a tigela, formando uma câmara de vapor em volta do rosto. Esse vapor aromático deve ser inalado por cerca de 10 minutos.

A inalação por banho de vapor facial deve ser evitada por pessoas que apresentem facilidade de rompimento de vasos capilares.

A inalação a seco consiste em colocar na palma das mãos algumas gotas do óleo essencial dissolvido em água e esfregá-las para aquecê-las. O calor gerado nas mãos atritadas volatiliza o óleo. Imediatamente as mãos devem ser colocadas em concha sobre o nariz para inalação do ar aromatizado.

A inalação a seco é especialmente indicada para se obter uma rápida alteração do estado emocional.

Recomendação: até 4 gotas de óleo essencial em uma tigela de água quente.

BANHOS AROMÁTICOS

Consistem no banho de imersão em banheira com água em torno de 30ºC, na qual se acrescentam algumas gotas de óleo essencial, agitando-se para que se misture bem a toda a água.

No banho aromático com óleo essencial não devem ser acrescentados sais e óleos de banho comuns; usam-se apenas as gotas dos óleos essenciais. Portas e janelas devem estar fechadas. Ao entrar na banheira deve-se relaxar e mentalizar a ação terapêutica da água.

O tempo de permanência em um banho aromático deve ser de até 10 minutos. Logo após isso, deve-se secar bem todo o corpo e agasalhar-se.

Banhos aromáticos são excelentes para provocar relaxamento e para o tratamento de diversas dores musculares, reumáticas, afecções das vias respiratórias e alterações de ordem emocional.

Recomendação: 6 a 8 gotas, menos com óleos irritantes como limão, hortelã-pimenta e tomilho.

PEDILÚVIO AROMÁTICO

Pedilúvio ou escalda-pés é o banho de imersão dos pés em recipiente com água quente e óleos essenciais dispersos, e que permita um nível de água até a porção mais inferior da panturrilha ("batata-da-perna").

O pedilúvio aquece todo o corpo e prepara o cliente para um maior aproveitamento do tratamento, na maior parte dos casos. O aquecimento dos pés permite que os vasos sangüíneos desta região e das pernas se dilatem, recebendo mais sangue e assim reduzindo, conseqüentemente, a congestão em outras partes do corpo.

Pedilúvios são especialmente recomendáveis nos casos de insônia, congestão, dores de cabeça, menorréia, gripes e resfriados, entre outros.

Principalmente pelo seu efeito relaxante, o pedilúvio aromático é também um excelente coadjuvante os tratamentos fitoterápicos, possibilitando maior aproveitamento por parte do organismo, ao criar condições receptivas adequadas ao tratamento previsto.

No preparo do pedilúvio aromático, usam-se 3 ou 4 gotas de óleo essencial na água à temperatura de cerca de 40ºC.

O pedilúvio aromático deve sempre ser conduzido em um ambiente acolhedor, tranqüilo e ser seguido e um longo repouso. Além disso, é preciso garantir a ausência total de correntes de ar no aposento onde é efetuado.

Procedimentos:

1. Aos pés de uma cadeira, colocar uma toalha e sobre ela um recipiente tipo bacia alta, com largura suficiente para os pés do cliente;
2. Colocar a água aquecida a cerca de 40ºC; testar com o cotovelo para verificar se a temperatura não está excessiva;
3. Acrescentar 3 ou 4 gotas do óleo essencial indicado e revolver a água para melhor dispersão;
4. O cliente sentado na cadeira deve mergulhar os pés no recipiente que deverá ser coberto por uma toalha;
5. Refrescar o entorno da fronte do cliente (como uma faixa na cabeça), envolvendo-a com uma toalha molhada em água fria e torcida; renovar a temperatura da toalha a cada;
5 minutos, mergulhando-a em água fria e torcendo-a para nova aplicação, repetindo o processo enquanto durar o pedilúvio;
6. Acrescentar água quente, a temperatura inicial, para manutenção desta; é necessário cuidado nesta operação para não queimar o cliente com água a temperaturas excessivas.
7. Após o tempo previsto para o tratamento, retirar os pés e mergulhá-los rapidamente em outro recipiente com água à temperatura ambiente e logo secá-los bem, totalmente, principalmente entre os dedos;
8. O cliente deve calçar meias e repousar, pelo menos, por cerca de uma hora.

Cuidados a observar:
1. Pessoas portadoras de varizes devem limitar a temperatura dos pedilúvios a 30ºC;
2. Mulheres em estado de gestação devem evitar os pedilúvios, pois podem induzir ao aborto;
3. Durante todo o tratamento, o cliente deve ser observado para acompanhamento de possíveis reações;

4. Se houver sudorese excessiva (muito suor), pode-se fazer uso de uma toalha para secar;

5. No caso de gripes e resfriados, é recomendável utilizar uma coberta envolvendo todo o cliente.

COMPRESSAS AROMÁTICAS

As compressas aromáticas são especialmente indicadas para uma determinada região específica do corpo, e podem ser feitas frias ou quentes, em função do tratamento.

As compressas frias são indicadas para os casos de contusões, inchaços, dor de cabeça e febres, entre outros.

As compressas quentes são recomendadas para a maturação de abscessos, cólicas, dores de ouvido, dores reumáticas e musculares, entre outros.

Basicamente, consiste em diluir 3 a 6 gotas de óleo essencial em ½ litro de água, em um recipiente no qual mergulha-se um compressa de gaze, deixando escorrer o excesso e aplicando-se por cerca de 30 minutos sobre o local. Melhor ainda é utilizar, no lugar da água, uma infusão da própria planta da qual se fará uso do óleo.

Na utilização de compressas fitoterápicas comuns pode-se incluir de 2 a 3 gotas de óleo essencial da espécie utilizada no extrato preparado.

Consegue-se, desse modo, acelerar o processo pelo estímulo à ação sistêmica (de penetração nos tecidos) propiciada pelo óleo essencial.

Assim como na utilização do pedilúvio, o uso de compressas aromáticas deve ser feito em ambiente adequado e seguido de repouso.

INGESTÃO ORAL

Deve-se observar que a prática de ingestão oral de óleos essenciais só deve ser conduzida sob orientação especializada. Quando se fizer, deve-se restringir-se às doses indicadas. Qualquer óleo essencial em doses elevadas pode provocar reações de toxidez ou de irritação. Uma forma sugerida pelo Aromaterapeuta Marcel Lavrabe para o uso interno de óleos essenciais é o uso do mel. Para tanto, deve-se homogeneizar bem:

· 7 g da mistura de óleos indicada;
· 450 g de mel puro.

Dessa mistura pode-se fazer uso de ½ colher de chá até 3 vezes ao dia. Não é recomendável para pessoas com úlcera ou azia.

Precauções a serem tomadas

Em todas as aplicações de óleos essenciais devem ser muito bem observadas todas as considerações mostradas a seguir.

Algumas precauções que devem ser tomadas na utilização dos óleos essenciais.

Entre as reações a óleos essenciais existentes, segue algumas:

Fototoxidade

Reação da pele a determinados compostos como as furanocumarinas que podem causar queimaduras de pele, manchas escuras e até câncer. Dentre os óleos que possuem estes compostos podemos citar os cítricos como o limão, bergamota, lima, grapefruit e laranja, tagetes, cominho, verbena, raiz de angélica, arruda e opopanax.

Ao passar o óleo de bergamota puro sobre a pele e deixá-la exposta aos raios ultravioleta do sol, é possível ver-se o surgimento de manchas no local, atestando sua fototoxidade. O princípio ativo aqui, no caso da bergamota, é o bergapteno. Já existem óleos livres de furanocumarinas como a bergamota e que não causam estas reações. No caso de tais reações ocorrerem, recomendamos passar sobre o local, em caso de manchas, óleo de hortelã pimenta, pois acelera o processo de recuperação da cor da pele no local. Nos casos de queimaduras e ardência, recomenda-se o uso da lavanda, *ho wood*, ou do pau rosa.

Contanto, apesar de tais reações serem possíveis de ocorrer, não há motivos para se preocupar se após uma massagem com esses óleos o cliente ao sair da sala se expor aos raios solares na rua, isto por tais óleos não serem empregados puros sobre a pele e sim diluídos e pelo fato da roupa servir de proteção contra os raios solares na área.

Irritação e reações alérgicas

Reações alérgicas e irritações são possíveis de ocorrer e variarão de acordo com o indivíduo e com os compostos presentes no óleo. No momento podemos dizer que em geral compostos como os aldeídos tendem a ser todos causadores de irritação e queimadura sobre a pele, um exemplo seria o aldeído cinâmico presente na casca da canela.

Em caso de queimaduras, podem-se empregar os óleos de lavanda, ho wood ou pau rosa puros sobre o local (em caso de pequenas áreas) ou diluídos em óleo carreador a 10 - 50%. Acrescenta-se uns 5% de wintergreen à mistura também contribui para abrandar a sensação de ardência, assim como utilizar camomila alemã ou romana e pequenas gotas de hortelã-pimenta.

Envenenamentos

Envenenamentos são raros de acontecer, mas existem casos registrados com os óleos de eucalipto, cânfora, poejo (pennyroyal), wintergreen, noz moscada, entre outros. Como os vidros de óleos essenciais costumam ser vendidos com gotejador, isto acaba diminuindo os problemas de intoxicação por crianças, pois, o volume ingerido de uma vez vem a ser pequeno. Mas ainda assim é importante atenção, pois, óleos com alta toxidade, podem ocasionar com pequenas doses sérios danos à saúde e levar até à morte como é o caso do óleo de erva-de-santa-maria que com apenas 2 conta-gotas pode matar uma criança de três anos de idade.

Em caso de intoxicação por ingestão recomenda-se tomar bastante água, suco de frutas não cítricas como o mamão, leite e conforme a quantidade ingerida procurar um médico. Intoxicações por inalação são menos frequentes e normalmente ocorrem mais em fábricas e destilarias de óleos, as recomendações são de retirar a pessoa levando-a para local ventilado e procurar rapidamente ajuda médica.

Efeitos psicotrópicos

Existem óleos com propriedades psicotrópicas já estudadas e que devem ser empregados com cautela quando feito seu uso via oral. Como exemplo, há a noz moscada que possui dois químicos de potencial alucinogênico quando ingerido em doses altas (acima de 1,5 ml), miristicina e elemicina. Ambos quando presentes dentro do corpo são convertidos em anfetaminas (MMDA = 3-metoxi-4,5-metilenedioxiamfetamina e TMA = 3, 4, 5-trimetoxianfetamina), que possuem efeitos sobre os níveis de seratonina no cérebro, o que faz tal óleo ser útil em casos de depressão, mas pode em altas doses ter efeito semelhante a uma perigosa droga hoje em moda, o êxtase, já que o MMDA é um ancestral químico destra droga.

Cuidados na utilização de óleos essenciais

Os óleos essenciais possuem forças voláteis em extrema concentração (cada gota de óleo corresponde à cerca de 30 g do material vegetal) e cuja ação se faz imediatamente sobre o organismo humano.
Assim, os cuidados naturalmente dedicados durante a aplicação de qualquer tratamento devem ser redobrados quando de sua utilização. Principalmente, deve ser observado o seguinte:

01. Bebês e crianças pequenas: só fazer uso de óleos essenciais em quantidades extremamente diluídas.

02. Gestantes: durante a gestação e o trabalho de parto, os óleos essenciais podem ser de grande valia, mas só devem ser utilizados sob a orientação de pessoa qualificada; devem ser evitados os óleos indicados a

seguir, pois podem induzir ao aborto ou causar prejuízos ao feto: alecrim, esclaréia, funcho, hortelã, hissopo, junípero, manjerona, poejo, sálvia.

03. Epilepsia: portadores de epilepsia devem evitar os óleos indicados a seguir, pois podem desencadear um ataque: absinto, alecrim, funcho, hissopo, sálvia.

04. Armazenamento: os óleos essenciais precisam ser armazenados em vidros escuros, ao abrigo da luz, em locais sem grandes variações de temperatura e fora do alcance de crianças e animais.

05. Diluição: a menos que haja orientação específica para isso, nunca deve ser utilizado o óleo puro, sem diluição, diretamente sobre a pele.

06. Uso tópico: sempre que se fizer uso de um óleo essencial sobre a pele, deve ser feito antes um teste em uma pequena região de pele (geralmente se utiliza o cotovelo) antes de aplicá-lo, a fim de se observar a possibilidade de alguma reação.

07. Mãos: sempre lavar as mãos após manusear frascos ou trabalhar com óleos essenciais; nunca levar as mãos aos olhos antes de lavá-las.

08. Fogo: os óleos essenciais são inflamáveis e, portanto, todo cuidado durante seu manuseio, principalmente quando se fizer uso de aromatizantes à vela.

09. Plásticos e borrachas: alguns óleos essenciais são solventes, portanto, deve-se evitar seu contato com plásticos e borrachas.

10. Ingestão oral: não deve ser feita ingestão oral de óleos essenciais, a não ser que exista orientação específica para tal.

11. Homeopatia: antes de se fazer uso concomitante de óleos essenciais e medicação homeopática, deve ser procurada orientação médica, pois, alguns óleos cancelam os efeitos de alguns destes medicamentos.

12. Dúvida: não deve ser feito uso de óleos essenciais quando se estiver em dúvida quanto à espécie, a dosagem ou qualquer outro aspecto de sua utilização.

13. Óleos tóxicos para ingestão: qualquer óleo essencial pode ser tóxico, quando em dose elevada; alguns, no entanto, nunca devem ser ingeridos, mesmo em pequenas doses: tuia, arruda, artemísia, hissopo, anis, funcho.

Outros cuidados com óleos essenciais:

* Evite passar puros os seguintes óleos, pois podem causar queimaduras ou ardência: Capim limão, citronela, canela cascas, mostarda I, arruda, tomilho vermelho, tagetes, cominho comum, oréganos (menos a lavanda), cravo da índia e palma rosa.

* Podem ser tóxicos os seguintes óleos se empregados via oral e mesmo em massagem ou inalações evite em grávidas: salsa (planta e sementes), cálamo, cássia folhas, bétula doce, wintergreen, poejos, manjericão exótico e de cheiro, mostarda I, arruda.

* Os seguintes óleos podem ocasionar manchas de pele se após seu uso tomar-se sol: grapefruit, bergamota, limão, laranja da terra, lima, cominho comum, arruda.

* Mantenha longe de criança vidros contendo óleos essenciais.

* Em caso de alergias, irritação ou efeitos colaterais suspenda qualquer uso que esteja sendo feito.

* Seguindo estas normas de segurança você evita ter problemas ou intoxicações com o uso de óleos essenciais.

* Internamente não se utilizam os óleos de boldo do Chile, arruda, sassafrás, absinto, sálvia, poejo, wintergreen, pois podem ser tóxicos. Externamente não há problemas, desde que sejam diluídos.

Contra-indicações

Gravidez: Evitar os óleos de cânfora, tuia, sálvia, sálvia esclaréia, funcho, erva-doce, anis estrelado, dill (endro), wintergreen, bétula.

Distúrbios do fígado: Evitar os óleos de menta e hortelã, casca de canela, cássia, funcho, erva-doce, anis estrelado, cravo, pennyroyal, buchu, sassafrás, savin e óleos ricos em furanocumarinas.

Distúrbios renais: Evitar os óleos de limão, bergamota, salsa, wintergreen, bétula.

Pressão alta: Evitar óleos que contenham cânfora.

Pressão baixa: Evitar os óleos de alho, cebola, lavanda, pau rosa, palma rosa, eucalipto-glóbulus.

Epilepsia: Evitar os óleos de cânfora, alecrim da horta.

Hemofilia, distúrbios na coagulação do sangue: Evitar os óleos de wintergreen, bétula doce.

Glaucoma e hiperplasia prostática: Evitar óleos de citronela, capim cidreira, capim limão.

Em caso de acidente com ingestão de óleo essencial, deve-se ingerir leite integral puro em quantidade e buscar cuidados médicos imediatos.

O repertório aromático

Quando se inicia um estudo para a prática da Aromaterapia é bastante recomendável que se defina um repertório de óleos essenciais que, embora abrangente na sua aplicação, não seja muito extenso em número de espécies vegetais utilizadas. E assim é, para que se possa introduzir-se no conhecimento mais efetivo de cada um, sua manipulação, seus componentes ativos, seu esquema característico e as sutilezas de sua bioenergética.

Esse conhecimento só é viável se houver um estudo mais concentrado e uma observação dirigida, o que se pode realizar quando há dedicação voltada para um número mais reduzido de espécies, evitando a dispersão, que é uma tendência natural, principalmente pelo fascínio que esse conhecimento desperta.

Quando, no entanto, só há um interesse mais genérico, pode-se fazer uso da já extensa bibliografia disponível com centenas de espécies e suas respectivas aplicações.

Sugere-se, portanto, que se faça uso de um repertório de óleos essenciais definidos de maneira a familiarizar o pesquisador com as diversas possibilidades de sua aplicação e as várias formas de seu preparo e sua utilização, até que já se tenha efetivamente assimilado esse conhecimento na prática.

O repertório é um rol de plantas e seus respectivos óleos essenciais que se vão eleger para serem estudados, pesquisados e realmente conhecidos.

É uma lista de algumas poucas espécies das quais se terá um profundo conhecimento de suas características botânicas, farmacológicas e tipológicas.

Sugere-se que sejam escolhidos 3 a 5 óleos essenciais para que se possa desenvolver um trabalho de resultado consistente. Quando já houver intimidade suficiente com as espécies trabalhadas e aqueles aspectos referidos anteriormente já estiverem bem dominados, parte-se para um novo conjunto de espécies, as quais virão não só ampliar o repertório existente, mas, principalmente, complementá-lo.

Deve-se observar, sempre que possível, a existência de alguma sensação de simpatia, ou interesse, ou qualquer outro aspecto demonstrativo de afinidade entre o pesquisador e a espécie estudada.

Pode-se eleger entre aquelas das quais já se tem algum conhecimento, com a qual já se trabalhou alguma vez ou que se tem informação disponível de modo suficiente para um bom começo.

A seguir, um repertório básico inicial para referência, onde estão relacionados 10 óleos essenciais, as espécies de onde são extraídos, suas características, princípios ativos, suas respectivas aplicações e observações pertinentes.

Alecrim (Rosmarinus officinalis). Origem, produção.

Originário do sul da Europa e norte da África, o alecrim hoje é cultivado em quase todo o mundo.

O óleo essencial do alecrim é obtido a partir da destilação de suas folhas e flores.

Depois de colhidas, folhas e flores vão perdendo seu teor em componentes aromáticos, oferecendo um óleo essencial cada vez mais fraco, quanto mais tarde forem utilizadas para a destilação. É produzido em toda a região mediterrânea.

O rendimento da destilação do alecrim fica em torno de 1,5%. Tem sido observada com freqüência a adulteração do óleo essencial de alecrim. O óleo puro quase não apresenta coloração, ou seja, é praticamente incolor, com um aroma que lembra o eucalipto.

Descrição, características:

O alecrim é uma planta semi-arbustiva, de caule semi-lenhoso retorcido, bastante ramificado, podendo atingir cerca de 2 metros de altura. Os ramos novos do alecrim são verdes e flexíveis, tornando-se lenhosos e adquirindo uma coloração amarronzada à medida que vão se desenvolvendo.

As folhas são opostas e cruzadas, muito estreitas e coriáceas, com as margens recurvadas para baixo, verdes na face ventral (superior) e verde-acinzentada na face inferior (dorsal), onde existem inúmeros pelos quase microscópicos. As flores do alecrim podem ser azuis, brancas ou rosadas, reunidas em pequenos cachos nas axilas das folhas superiores.

O alecrim é símbolo de felicidade e amizade. É um elemento estimulante e tônico e, portanto, utilizado para "levantar o astral", estimular o humor e reduzir a apatia. Também estimula a circulação sangüínea e age auxiliando a menstruação difícil. Como agente hipertensor, pode ser indicado para pessoas com pressão sangüínea baixa. Apresenta ainda algumas propriedades rejuvenescedoras da pele, auxiliando na redução das rugas, no controle da acne e na assepsia da pele, sendo adequado para a desinfecção de feridas e para auxiliar sua cicatrização.

Principais constituintes do óleo essencial

- Cineol;
- Borneol;
- Canfeno;
- Lineol;
- Pinemo;
- Cânfora.

Propriedades conhecidas

- Anti-reumático;
- Anti-séptico;
- Cardiotônico;
- Colagogo;
- Emenagogo;

· Estimulante geral;
· Hepático;
· Hipertensor.

Indicações terapêuticas

· Reumatismo, gota;
· Lesões da pele, queimaduras, sarna, pediculose;
· Fraqueza geral, fadiga mental, estafa, anemia;
· Distúrbios hepato-biliares diversos, colesterol elevado;
· Distúrbios digestivos;
· Hipotensão (pressão baixa).

Observações

1. As dosagens estipuladas para o uso do óleo de alecrim devem ser rigidamente respeitadas; este óleo pode ser tóxico se utilizado em excesso.
2. Pessoas portadoras de epilepsia devem evitar o contato com o óleo de alecrim, pois pode desencadear um ataque.
3. Gestantes devem evitar o uso do óleo de alecrim, pois pode induzir ao aborto.
4. O óleo de alecrim é uma excelente indicação para recomposição mental após o excessivo exercício intelectual.

Bergamota (Citrus bergamia) - Origem, produção.
A bergamota é originária do Marrocos.
O óleo essencial da bergamota é obtido a partir da pressão a frio da casca da fruta. É produzido na Itália, na Costa do Marfim e na Guiné. A produção mundial do óleo essencial de bergamota está praticamente concentrada na Itália.
A extração do óleo apresenta rendimentos da ordem de 0,5% e fornece um óleo de coloração variando do amarelo-esverdeado até o verde-

esmeralda. A intensidade do verde é devida aos recipientes de cobre utilizados na extração. Apresenta um odor parecido com o do limão.

O óleo essencial da bergamota possui elevados teores de ésteres, em especial o acetato de linalilo.

Descrição, características:

A bergamota é uma laranjeira, uma pequena árvore com cerca de 4 a 5 metros de altura. Suas folhas, bastante numerosas, são inteiras, oval-acuminadas, de coloração verde intensa, e que lhe conferem uma copa compacta. O caule é um tronco curto, intensamente ramificado e muito resistente. As flores são brancas e numerosas, bastante prolíficas, gerando inúmeros frutos, de coloração variando do verde ao amarelado, de cujas cascas é extraído o óleo essencial.

O fruto da bergamota tem sido utilizado pela medicina popular por centenas de anos na Itália, mas era desconhecido do resto do mundo até recentemente. Seu nome se deve à cidade de Bergamo onde o óleo essencial foi comercializado pela primeira vez.

O óleo de bergamota está entre os mais agradáveis e estimulantes óleos, misturando muito bem com aromas florais. Possui uma intensa afinidade com o trato urinário e é considerado um dos melhores tratamentos para distúrbios deste sistema como cistite, leucorréia, uretrite e leucorréia, além de ser adequado para assepsia através de banhos e lavagens.

Da mesma forma, é indicado para a assepsia da pele, principalmente as oleosas.

Encontra ainda aplicação nos casos de cólicas e náuseas e como estimulante das funções digestivas. É de efetiva aplicação nos estados febris. Nos casos de depressão e ansiedade apresenta bons efeitos quando empregado em massagens ou no banho diário.

Principais constituintes do óleo essencial

· Linalol;
· Nerol;
· Acetato de linalilo;
· Limonemo;
· Canfeno;
· Bergateno;
· Bergamotino.

Propriedades reconhecidas

· Anti-espasmódico;
· Anti-séptico;
· Carminativo;
· Digestivo;
· Estomáquico;
· Febrífugo;
· Tônico.

Indicações terapêuticas

· Cólicas, náuseas;
· Acne, afecções da pele, dermatite, afecções da boca;
· Flatulência, indigestão, dispepsia;
· Febres;
· Distúrbios nervosos.

Observações

1. Existe uma erva nativa da América do Norte chamada bergamota com a qual não deve ser confundida a fruta cítrica em questão.

2. O óleo essencial de bergamota é o principal constituinte da famosa água-de-colônia.

3. O óleo de bergamota mistura muito bem com praticamente qualquer outro óleo essencial.

4. Concentrações acima de 1% podem provocar irritações na pele.

Camomila Matricaria chamomilla – Origem, produção.

A camomila-dos-alemães é originária do Sul da Europa.

O óleo essencial da camomila-dos-alemães é obtido a partir da destilação de suas flores. A produção do óleo ocorre principalmente na França, Inglaterra, Marrocos, Egito, Bélgica, Alemanha, e Hungria.

A colheita das flores da camomila deve ser feita apenas em dias secos, após o orvalho, e quando os capítulos tenham acabado de se abrir, sem que se aguarde pelo seu amadurecimento.

O processo de extração apresenta rendimentos da ordem de 0,22%, fornecendo um óleo azulado claro. Seu componente principal é o azuleno, excelente agente anti-inflamatório, que aparece no óleo essencial em concentrações de até 30%.

Descrição, características:

A camomila é uma planta herbácea, de haste ereta e ramificada, com cerca de 50 centímetros de altura. As folhas são filiformes, isto é, como fios. As flores aparecem em capítulos como as conhecidas margaridas, com o centro do capítulo amarelo e as lígulas brancas.

O óleo essencial da camomila-dos-alemães é especialmente recomendado para ocorrências femininas, como irregularidades na menstruação, hemorragia, cólicas, etc.

A camomila é uma das plantas medicinais de uso mais antigo. Por sua ação antiespasmódica e carminativa, a camomila tem sido utilizada por muitos séculos como um dos melhores digestivos, com sucesso nos casos de dispepsia, digestão difícil, flatulência e distúrbios hepáticos. É também um excelente agente anti-depressivo e calmante suave, muito bem indicado para insônia. Além de sua ação diurética, ainda é um ótimo anti-séptico para o sistema excretor intestinal e urinário.

Principais constituintes do óleo essencial

· Azuleno;
· Farneseno;
· Cadineno;
· Bisabolol.

Propriedades reconhecidas
· Analgésico;
· Anti-anêmico;
· Anti-depressivo;
· Anti-espasmódico;
· Anti-inflamatório;
· Carminativo;
· Cicatrizante;
· Colagogo;
· Emenagogo;
· Hepático;
· Sedativo.

Indicações terapêuticas

· Dores musculares, dores nas articulações;
· Estados depressivos;
· Cólicas, dismenorréia, TPM;
· Inflamações da pele, nevralgia, conjuntivite;
· Erupções alérgicas;
· Dispepsia, flatulência, indigestão;
· Afecções do fígado;

· Fadiga, insônia, acessos de histeria.

Observações

1. Em misturas de óleos, a camomila tende a predominar.
2. É dos poucos óleos essenciais que podem ser utilizados para o tratamento de crianças pequenas.
3. O azuleno, o componente responsável pela ação anti-inflamatória da camomila, não é encontrado nas flores frescas da planta, mas somente no seu óleo essencial destilado.

Capim-limão (Cymbopogon citratus) – Origem, produção.

O capim-limão é originário da Índia.

O óleo de capim-limão é obtido a partir da destilação a vapor de suas folhas. É produzido na Índia, América Central e Brasil.

O óleo tem coloração entre o amarelo e o marrom avermelhado, com aroma que lembra o do limão, ao qual lhe deve o nome "capim-limão". Seu principal componente é o citral, que aparece com teores entre 75% a 85%.

Como o óleo do capim-limão possui certa ação corrosiva, o equipamento de destilação deve ser inoxidável ou de alumínio em suas partes metálicas. Da mesma forma, os tambores utilizados na sua armazenagem em grandes quantidades devem ser apropriados para tal.

Descrição, características

O capim-limão é uma gramínea ereta, com cerca de 80 centímetros de altura, formando grandes touceiras. As folhas são estreitas e bem longas, de coloração verde-claro, com um forte e característico odor cítrico.

A planta é bastante rústica e de desenvolvimento relativamente rápido sem, no entanto, deixar de ser perene: uma mesma touceira de capim-limão vive durante vários anos, pois, constantemente se renova com a emissão de novos brotos.

O seu doce e intenso aroma de limão o faz uma refrescante e desodorizante fragrância para ambientes internos. Como bactericida e anti-séptico, é indicado para a assepsia dos pés e suas afecções. Da mesma forma, encontra aplicação nos distúrbios respiratórios, como desinfetante das vias aéreas. Age sobre o trato digestivo aliviando cólicas e distúrbios deste sistema.

Principais constituintes do óleo essencial

· Citral;
· Linalol;
· Geraniol.

Propriedades reconhecidas
· Anti-séptico;
· Bactericida;
· Carminativo;
· Digestivo;
· Diurético.

Indicações terapêuticas
· Desodorização, assepsia, pé-de-atleta;
· Afecções das vias respiratórias;
· Distúrbios digestivos, cólicas, dispepsia;
· Pediculose.

Observações
1. O óleo essencial de capim-limão pode causar irritação da pele em concentrações maiores que 1%.
2. O óleo de capim-limão pode ser utilizado como repelente de insetos, principalmente mosquitos e pernilongos.

3. Na prática veterinária, o óleo de capim-limão pode ser empregado como vermífugo.

Eucalipto (Eucalyptus globulus) – Origem, produção.

Originário da Austrália, onde também é conhecido como árvore-da-febre, o eucalipto posteriormente foi levado para a Tasmânia, China, Brasil e outros países.

O óleo essencial de eucalipto é obtido através da destilação das folhas da árvore. Devem ser empregadas as folhas mais velhas originárias de ramos maduros. É produzido na Austrália, Tasmânia, França, Espanha, Portugal, Argélia e Américas.

O óleo essencial de eucalipto possui uma coloração amarelo-pálido, com aroma muito parecido com o da cânfora. Seu principal constituinte é o eucaliptol, de acentuada ação anti-séptica. As folhas frescas fornecem um óleo mais concentrado.

Descrição, características

Existem mais de 200 espécies desta que se inclui entre as maiores árvores do mundo, porém a mais adequada tem sido o Eucalyptus globulus.

O eucalipto pode atingir até cerca de 90 metros de altura. É uma árvore constantemente verde, cujas folhas novas, de formato mais ovalado, tem uma coloração de verde mais intensa do que as folhas mais velhas, que são mais alongadas. As flores do eucalipto são pequenas e de coloração branca ou creme.

Os aborígines australianos devem ter sido os primeiros a fazer uso medicinal da planta, e empregam suas folhas para o tratamento de ferimentos graves.

Banhos, inalação e massagem são as formas de aplicação mais comuns do óleo de eucalipto.

A absorção e a eliminação parciais do óleo de eucalipto se dão ao nível do pulmão, onde agem antissepticamente e estimulando a expectoração.

Principais constituintes do óleo essencial

· Eucaliptol;
· Cineol;
· Pinemo;
· Canfeno;
· Felandreno;
· Aromadendreno;
· Eudesmol.

Propriedades reconhecidas

· Anti-séptico;
· Anti-espasmódico;
· Expectorante;
· Febrífugo;
· Hipoglicêmico;
· Rubefaciente;
· Vermífugo.

Indicações terapêuticas

· Afecções das vias respiratórias, afecções das vias urinárias;
· Queimaduras, ferimentos, desinfecção ambiental;
· Febres;
· Diabetes;
· Articulações doloridas;
· Vermes intestinais.

Observações

1. O óleo essencial de eucalipto, junto com o óleo de tomilho é excelente para desinfecção de ambientes; podem ser misturado com outros óleos para conferir-lhes um aroma familiar, mais facilmente aceito.

2. Sua utilização deve ser evitada por mulheres durante o período de gestação e de lactação.

3. Algumas pessoas apresentam sensibilidade ao óleo de eucalipto, traduzida em dermatite; deve-se, portanto, estar atento e, antes do uso, fazer um teste para confirmar a ausência de sensibilidade.

4. Alguns anestésicos, analgésicos e ansiolíticos podem ter seu metabolismo hepático acelerado na presença do óleo de eucalipto.

5. Aromaterapeutas europeus e americanos têm observado bons resultados na aplicação spray da diluição do óleo de eucalipto nos casos de doenças como catapora, sarampo, tifo, e outras.

6. O óleo de eucalipto não deve ser utilizado internamente; embora para uso externo não tenha nenhum efeito tóxico, seu uso interno apresenta toxidez mesmo em doses pequenas.

7. O óleo de eucalipto não deve ser utilizado em crianças com menos de 2 anos de idade, principalmente próximo ao nariz, pois há risco de espasmos da faringe e a conseqüente dificuldade respiratória.

Lavanda (Lavandula officinalis) – Origem, produção

A lavanda (ou alfazema) é originária da Europa mediterrânea.

O óleo essencial da lavanda é obtido a partir da destilação por vapor de suas flores. Para o uso doméstico da planta colhem-se os botões florais. Para a extração de seu óleo essencial, no entanto, colhem-se as flores já abertas. Os rendimentos do processo de destilação são da ordem de 0,7% a 1,7%.

A destilação comercial da lavanda parece ter-se iniciado em princípios do século XVII. A produção comercial é originária da França, Bulgária, Espanha, Inglaterra, Austrália e Rússia.

Descrição, características

A lavanda é um subarbusto com cerca de 30 a 90 centímetros de altura, ereto e frondoso. O caule é nu na base, semi-lenhoso, logo se ramificando, muito parecido com o do alecrim, descrito anteriormente. As folhas são verde-acinzentadas, muito estreitas e lanceoladas, com os bordos enrolados. As flores são de uma coloração azul-violácea e ocorrem em espigas terminais.

As melhores plantas para a produção de óleo essencial desenvolvem-se em ambientes ensolarados, em altitudes a partir de 1.000 metros.

A lavanda é considerada uma planta nobre, e de onde emana paz. A difusão do seu óleo essencial ajuda a tranqüilizar o ambiente e reduzir o atrito entre as pessoas deste ambiente. O óleo de lavanda é dos óleos mais versáteis e mais apreciados na arte da Aromaterapia. Historicamente tem sido empregado em cosméticos e em perfumaria em quase todo o mundo.

Principais constituintes do óleo essencial
· Linalol;
· Geraniol;
· Cineol;
· Borneol;
· Limonemo;
· l-pinemo;
· Ésteres de linalil;
· Acetato de geranil.

Propriedades reconhecidas
· Anti-séptico;
· Cicatrizante;
· Analgésico;
· Hipotensor;
· Tranqüilizante;
· Anti-depressiva.

Indicações terapêuticas
· Depressão;
· Insônia;
· Ansiedade;
· Taquicardia;
· Afecções das vias respiratórias;
· Distúrbios digestivos;
· Feridas;
· Queimaduras;
· Afecções da pele.

Observações
1. O uso interno do óleo essencial de lavanda deve ser totalmente evitado; pequenas doses já provocam náuseas violentas.
2. A denominação lavanda tem sua origem na palavra latina lavare (=lavar), pois desde a antigüidade é utilizada para banhos.

Limão (Citrus limonum) - Origem, produção.
 O limão parece ter sido originário da Índia, tendo sido disseminado pelo mundo, inicialmente pelos árabes para a Europa.
O óleo essencial de limão fica alojado em pequenas bolsas na casca do fruto, e é obtido a partir da expressão a frio das cascas de frutos verdes, com rendimentos que variam da ordem de 0,1 a 0,3%. Na prática, são necessários cerca de 4.000 frutos para obter-se 1 kg de óleo essencial.
O óleo tem uma coloração que varia do verde ao verde-amarelado. A produção ocorre em Portugal, Espanha, Brasil, Argentina, na região do Mediterrâneo e nos Estados Unidos (Califórnia).

Descrição, características
O limoeiro é uma pequena árvore, com cerca de 4 metros de altura. Suas folhas, pecioladas, são de um verde muito intenso e brilhante, e lhe conferem uma copa compacta e de aspecto muito saudável. O caule é um

tronco que se ramifica desde pouca altura, apresentando uma coloração acinzentada. As flores, de coloração branca ou creme, surgem nas axilas solitárias ou aos pares, e são muito aromáticas.

O óleo essencial de limão é um dos mais ricos em vitaminas, sobretudo a vitamina C e o betacaroteno (precursor da vitamina A). Além de sua forte ação bactericida, é um agente estimulante do sistema imunológico, incrementando a produção de leucócitos. Possui ação alcalina no sistema digestivo, equilibrando os excessos de acidez do estômago e do intestino. Depurativo, auxilia na manutenção da maior fluidez do sangue. Possui uma ação refrescante e é indicado para corrigir os estados febris.

Principais constituintes do óleo essencial

· Limonemo;
· Canfeno;
· Pinemo
· Felandreno;
· Linalol;
· Citral;
· Acetato de linalil;
· Acetato de geranil.

Propriedades reconhecidas
· Anti-séptica;
· Bactericida;
· Estomáquica;
· Carminativa;
· Depurativa;
· Anti-reumática.

Indicações terapêuticas

· Infecções diversas;
· Febres;
· Dispepsia;
· Acidez;
· Insuficiência hepática;
· Hipertensão;
· Artrite;
· Reumatismo;
· Afecções da pele;
· Varizes.

Observações

1. Após contato com da pele com o óleo essencial de limão, é preciso evitar a exposição ao sol, ou lavar o local para retirar o óleo, pois esta essência é fotossensibilizante, podendo provocar reações alérgicas e queimaduras.

Néroli (Citrus aurantium) – Origem, produção.

Esta espécie de Citrus é a conhecida laranja-azeda ou laranja-da-terra, oriunda de inúmeras regiões da Ásia e da Europa, acredita-se que tenha surgido na Índia.

Posteriormente foi introduzida na Europa pelos Cruzados.

Néroli é o óleo obtido a partir da destilação das flores da árvore da laranja-da-terra.

A mesma planta fornece os frutos dos quais se extrai o óleo essencial de laranja azeda. O néroli é produzido na Índia, China, França, Itália, Marrocos, México, América do Sul e Antilhas.

O nome é devido à admiração que a esposa do príncipe Nerola tinha pelo produto e que tornou-o muito popular no século XVI.

Para a extração do óleo, as flores colhidas precisam ser logo processadas, pois, perdem rapidamente o teor de óleo essencial que possuem. O óleo assim obtido é de coloração clara e límpida.

Descrição, características

A laranjeira-da-terra é uma pequena árvore com cerca de 5 metros de altura. O caule é um tronco irregular, com muitos espinhos. As folhas são ovais, com pecíolos alados. Os frutos são de um amarelo forte, de pericarpo muito espesso (casca bem grossa) e de sabor amargo (o que lhe deve o nome de laranja-azeda). As flores são pequenas e de coloração branca.

O néroli é empregado em massagens e compressas para aliviar as cólicas. Também é um ótimo rejuvenescedor e hidratante para a pele. Levemente sedativo, é indicado para ansiedade, depressão e insônia.

Principais elementos do óleo essencial

· Linalol;

· Geraniol;

· Nerol;

· Éster antranílico;

· Éster fenilacético.

Propriedades reconhecidas

· Anti-espasmódica;

· Anti-depressiva;

· Anti-séptica;

· Sedativa;

· Hidratante.

Indicações terapêuticas

· Cólicas, dispesia nervosa, diarréia.
· Estados depressivos, ansiedade.
· Pele seca, pele sensível.
· insônia, palpitações, estados de choque.

Observações

1. O néroli é recomendável para os casos de cólicas infantis.
2. Como o óleo de bergamota, o néroli também entra na composição da água de colônia.
3. O néroli pode ser usado na água do banho (banheira) para alívio dos sintomas da TPM (tensão pré-menstrual).

Rosa (Rosa damascena) – Origem, produção.

Não se tem como certo o local de origem da rosa, acreditando-se vir do Oriente. No entanto, esta é hoje uma planta universal, com inúmeras variedades em todo o mundo.

O óleo essencial de rosa é produzido na Bulgária, Marrocos, Turquia, Síria, França, Inglaterra, Índia e União Soviética. O principal método de extração para fins aromaterápicos é a destilação. Enfleurage e extração por solventes também são utilizados.

Para sua produção, os botões de rosa devem ser colhidos manualmente bem cedo pela manhã, e imediatamente destilados. O óleo obtido pela destilação é bastante espesso e apresenta coloração amarelada. É, talvez, o óleo com o menor rendimento na extração e um dos mais caros, consumindo cerca de 1.400 kg de pétalas para a produção de 1 kg de óleo essencial.

O hidrolato resultante da destilação das pétalas da rosa é a conhecida "água de rosas", de inúmeras aplicações em cosmética e perfumaria.

Descrição, características

A rosa é um arbusto de cerca de 1 a 2 metros de altura, bastante resistente. O caule, ramificado desde a base, é de pequeno diâmetro, mas lenhoso e cheio de acúleos (aparentes "espinhos" que se soltam se arrancados).

O óleo de rosas é uma poderosa ferramenta para trabalhar os aspectos emocionais.

Pelo seu preço elevado, é dos mais adulterados com óleos de outras flores. Portanto, ao trabalhar a constituição emocional em um tratamento, é importante que se tenha a certeza da idoneidade do fornecedor e, assim, da pureza do óleo empregado.

A rosa, ao longo da história da humanidade, tem sido símbolo de elevação espiritual e, ao mesmo tempo, de amor e paixão. É refrescante e relaxante. É útil nos aspectos femininos como no pós-parto e na regularização do fluxo menstrual. Além de ser um excelente anti-séptico, é um ótimo tônico para a pele.

Principais elementos do óleo essencial

· Citronelol;
· Geraniol;
· Serol;
· Acetatos diversos;

Propriedades reconhecidas

· Anti-séptica;
· Anti-depressiva;
· Anti-inflamatória;
· Sedativa;
· Hepática;
· Emenagoga.

Indicações terapêuticas

· Tônico para a pele;
· Depressão, estados mórbidos, frigidez;
· Digestões difíceis;
· Dismenorréia (menstruações irregulares).

Observações

1. O uso do óleo essencial de rosa deve ser evitado durante o período de gestação.
2. A tecnologia de adulteração de óleos essenciais atingiu o seu clímax talvez na falsificação do óleo de rosa.

Sândalo (Santalum álbum) – Origem, produção.

   O sândalo é originário da Índia.

O óleo essencial de sândalo é obtido a partir da destilação da madeira, isto é, do cerne do tronco da árvore, com rendimentos da ordem de 3,5%. É um óleo grosso e possui uma coloração amarelada.

Após a destilação, o óleo é maturado por cerca de 6 meses, até que atinja a maturidade e o aroma adequados.

A produção do óleo de sândalo vem da Índia, Indonésia, China e Austrália. Apenas árvores com quase 30 anos apresentam óleo economicamente viável. Na Índia o governo controla a exploração devido aos excessos do passado que quase levaram à extinção da árvore.

Descrição, características

   O sândalo é uma pequena árvore com cerca de 3 a 10 metros de altura. O tronco apresenta muitos ramos pendentes, de casca lisa e de coloração marrom-acinzentada. As folhas são opostas e ocorrem aos pares, ao longo dos ramos. As flores são pequenas, numerosas e aparecem nas axilas dos ramos.

As raízes do sândalo parasitam o sistema radicular de árvores vizinhas em busca de nutrientes. Algumas pesquisas, no entanto, têm demonstrado haver desenvolvimento da árvore hospedeiro.

Ao contrário do óleo de rosa, de natureza feminina, o óleo de sândalo tem uma natureza masculina, seca e fria. Sua ação se faz de maneira profunda e quase permanente.

Mistura muito bem com o óleo de rosa. É adequado para as infecções respiratórias, como bronquite e laringite, assim como aquelas ligadas ao trato urinário, como a cistite, pelo seu alto poder anti-séptico.

Principais elementos do óleo essencial

· Santalol;
· Fusanol;
· Ácido santálico.

Propriedades reconhecidas

· Anti-séptico;
· Adstringente;
· Diurético;
· Anti-depressivo;
· Anti-espasmódico.

Indicações terapêuticas

· Afecções do trato urinário;
· Afecções do sistema respiratório;
· Diarréias;
· Depressão.
· Insônia.

Observações

1. Algumas pessoas podem apresentar pequenas reações alérgicas ao uso tópico do óleo essencial de sândalo.
2. Pessoas com distúrbios renais não devem fazer uso interno do sândalo.

MÓDULO II
RECEITUÁRIO AROMÁTICO

Análise dos óleos essenciais para a aplicação terapêutica

A seguir, as tabelas para consulta direta e objetiva para indicação para o cliente.

A primeira traz a descrição das plantas de onde é extraído o óleo bem como suas propriedades e indicações em vários níveis. A segunda tabela será para consulta no momento da entrevista inicial com o cliente, pois, esta traz palavras chaves em relação ao comportamento ou queixas apresentadas por ele e que servirão de referência para uma indicação. A terceira será de consulta rápida, partindo dos sintomas ou do órgão que é o motivo de queixa do cliente.

Devemos lembrar sempre que o Terapeuta Holístico trabalha com várias técnicas e pode integrá-las caso ache adequado, por isto, embora a Aromaterapia seja uma técnica quase que completa, é bom ter disponível outras opções de técnicas que possam compor com ela um programa de tratamento satisfatório.

TABELA 01: PLANTAS, PROPRIEDADES E INDICAÇÕES

Esta primeira tabela é objetiva e se apresenta de forma a dar informações gerais sobre a planta de onde é extraído o óleo e suas propriedades. Cabe ao terapeuta adequá-la à aplicação que achar conveniente para o seu cliente, seja em forma de inalação, compressas, massagens, pomadas, etc.

Não serão indicadas todas as plantas, mas as principais e em bom número para um curso introdutório.

Alecrim

Família: Labiadas (Rosmarinus Officinalis) sin: R. coranarium

Planta nativa do mediterrâneo, porém cultivada em várias partes do mundo. A maioria é produzida em Marrocos, França e Espanha. Seu nome científico significa em latim "orvalho do mar". Terapeuticamente tem sido usado por centenas de anos pelas suas propriedades anti-sépticas e revigorantes. Possui um aroma levemente canforado, excitante e pungente.

Propriedades: Analgésico, adstringente, anti-reumático, anti-séptico, cicatrizante, citofilático, tônico, estimulante, diurético, emenagogo, hipertensivo, rubefaciente, descongestionante.

Indicações:
Terapêutica: artrite, fraqueza geral, dor muscular, excessos cometidos por comida, enxaqueca.
Emocional: Para cansaço mental, estimular a memória e avivar a mente.
Estético: acne, dermatite, eczema, pele envelhecida, rugas, caspa, queda de cabelos, cabelos oleosos, celulite. Atua melhorando a circulação, reduzindo a congestão linfática e diminuindo a retenção de líquidos.
Precauções: Não usar durante a gravidez, quem sofre de epilepsia e hipertensão. Em caso de peles sensíveis usar em baixa concentração.

Benjoim
Família: Styracaceae (Styrax benzoin)

Uma goma perfumada, que no Oriente, foi usado como incenso e remédio, mas no Ocidente sua principal forma de aplicação é como fixador, que se adiciona aos perfumes feitos de essências naturais voláteis para que o aroma não se dissipe quando em contato com o ar. Nos antigos herbários era tratada com "benjamim em goma". Possui um aroma doce, semelhante ao da baunilha.
Propriedades: Anti-séptico, adstringente, carminativo, cicatrizante, citofilático, expectorante, diurético, desodorante, sedativo e vulnerário.

Indicações:
Terapêutica: auxiliar de problemas respiratórios, tônicos para os pulmões.
Emocional: Esgotamento emocional, agitação e tristeza.
Estético: dermatite, eczema, pele seca ou rachada.

Bergamota

Família: Rutáceas (Citrus bergamia)

Fruto em formato de pêra que vai do verde ao amarelo. Parece uma laranja em miniatura.

Como as outras árvores cítricas, a bergamota é nativa da Ásia tropical. A maior parte dos óleos é produzida no sudeste da Itália. A origem mais provável de seu nome vem de onde a fruta era vendida, em Bérgamo. Desde que o óleo essencial de bergamota começou a ser destilado, no início do século XVIII na Itália, ele se tornou um dos mais importantes materiais de perfumaria. É o principal constituinte da água de colônia e confere um sabor exótico ao chá Earl Grey.

Constituintes principais: Conhecida por possuir mais de 300 componentes, principalmente linalol, nerol, terpineol (álcoois), acetato de linalil (éster), limoneno e dipenteno (terpenos) bergapteno (lactona) - este é o elemento que causa sensibilização.

Propriedades: Animador, antidepressivo, antiespasmódico, anti-séptico, desodorante, estimulante digestivo, equilibrador do sistema nervoso e refrescante.

Indicações:

Terapêutica: problemas digestivos, psoríase.

Emocional: ansiedade, medo e crise emocional. É um ótimo antidepressivo que transporta a animação dos óleos cítricos com qualidade floral cálida e suavizante. A sua ação principal no sistema nervoso age como tônico sem ser estimulante. Ajuda durante crises de estresse ou quando se está irritado.

Estética: acne, eczema nervoso, pele oleosa, pele inflamada e cabelos oleosos.

Precauções: Use-o em baixa concentração. Se aplicado sobre a pele, não se expor ao sol por no mínimo 12 horas.

Cuidados: é fotossensibilizante.

Bétula
Família: (Betula lenta)

Uma árvore graciosa que atinge até 25 metros, também chamada de vidoeiro. Tem folhas brilhantes e uma casca aromática marrom-avermelhada. É encontrada nas matas de parte do Canadá e sudeste dos Estados Unidos. Há outras espécies de bétula, como a Bétula Alba, que provem da destilação das folhas de uma espécie da Europa e a do óleo de alcatrão de bétula conhecido como "couro russo" é mais usado em perfumaria. O aroma é intensamente doce-amadeirado.

Propriedades: Analgésico, anti-séptico, adstringente, depurativo, desinfetante, diurético e tônico geral.

Indicações:
Terapêutica: reumatismo, gota e especialmente para dores musculares.
Emocional: revigorante e estimulante.
Estética: acne, caspa e seborréia.
Precauções: Use-o em baixa concentração. Se aplicado sobre a pele, pode causa irritação ou erupção.

Camomila romana
Família: Compostas (Anthemis nobilis) sin: Chamaemelum nobille

Planta originária da Inglaterra e cultivada na França, Alemanha e no Marrocos. Ela mede cerca de 30 cm, tem folhas finas e as flores pequenas. Conhecida como medicinal há pelo menos 2.000 anos. Sua história conta que ficou conhecida como o "médico do reino vegetal", pois cura outros arbustos que crescem perto dela. Seu nome deriva do grego e significa maça da terra e do latim nobilis como uma flor nobre. Uma outra espécie conhecida como camomila-dos-alemães (Matricaria chamommilla) possui uma forte coloração azul.

Propriedades: anti-séptico, analgésico, anti-inflamatório, anti-reumático, antiespasmódico, carminativo, colagogo, citofilático, cicatrizante, diurético, emenagogo, febrífugo, estimulante digestivo, sedativo, sudorífero, tônico geral e vulnerário.

Indicações:
Terapêutica: abscessos, dores musculares, dermatites, reumatismo, queimaduras, dor de cabeça e enxaqueca.
Emocional: animador e reconfortante; alivia o estresse, a ansiedade, a depressão e a insônia.
Estética: Acne, dermatites e peles sensíveis.
Precauções: Evite durante o primeiro trimestre de gravidez.

Canela folha
Família: Lauráceas (Cinnamomum zeylanicum)

A canela é uma árvore nativa da Índia, Indonésia, Sri Lanka, Madagascar. Também cultivada na Jamaica e África. A casca da planta jovem é vendida como varinhas de canela e usada na culinária e na medicina a centenas de anos. O óleo essencial de canela pode ser produzido da folha ou da casca, sendo que o óleo da folha é menos tóxico e mais seguro para ser usado na pele. O óleo de canela tem um aroma quente e doce de especiaria, é estimulante com reputação de afrodisíaco.

Propriedades: anti-séptico, analgésico, antiespasmódico, afrodisíaco, estimulante circulatório e sudorífero.

Indicações:
Terapêutica: artrite, enjôos sem vômitos, fungo nos pés e reumatismo.
Emocional: fadiga e astenia (perda de vigor).
Estética: estimulante circulatório.
Precauções: Evite aplicação na pele e inalar em vaporizadores. Em baixa concentração pode ser usado em aromatização de ambientes.

Cuidado: irritante da pele. Estimula as contrações no parto.

Cadamomo

Família: Zingiberaceae (Elettaria cardamomum)

O cardamomo é da família do gengibre. Nativa na Ásia e intensamente cultivada e usada como especiaria. É um arbusto que pode chegar a 4m de altura, com folhas muito compridas e flores de um tom amarelo-claro e com em pendão roxo. Seu óleo essencial é produzido principalmente na Índia. Seu aroma é doce e condimentado. O efeito do odor é aquecedor e estimulante; tem reputação de afrodisíaco.

Indicações:

Terapêutica: debilidade, flatulência e dor de cabeça.

Emocional: estimulante mental, reanimador e afrodisíaco.

Estética: Não há indicação conhecida.

Precauções: Usar em baixa concentração, pois pode irritar a pele sensível.

Cedro

Família: Cupressáceas (Juniperus virginiana)

Árvore nativa da América Central. A maioria das espécies alcança até 15 metros. Essa espécie e outras coníferas também são usadas para produzir óleo de cedro. O óleo essencial de cedro foi um dos primeiros a ser usado pelos egípcios na produção de cosméticos, na perfumaria e na mumificação. Seu aroma é cálido que recende a madeira. O efeito do odor é aquecedor e calmante; levemente afrodisíaco.

Propriedades: adstringente, anti-séptico, anti-seborréico, estimulante circulatório, emenagogo, diurético, calmante, sedativo e tônico geral.

Indicações:

Terapêutica: Ajuda em problemas crônicos como psoríase, dermatites e dores articulares.

Emocional: tem uma ação relaxante e reconfortante, sendo indicado para os casos de ansiedade, estresse, tensão nervosa ou como facilitador de trabalhos psíquicos e meditação.

Estética: é um ótimo tônico capilar para cabelos oleosos, caspa, queda de cabelos. Suas propriedades adstringentes ajudam a cuidar da acne, eczemas e celulite.

Precauções: Não usar durante a gravidez e pode irritar a pele sensível. Usar em baixa diluição.

Cipreste

Família: Cupressáceas (Cupressus sempervirens)

É uma árvore perene alta de forma cônica e tem sido usada desde a antiguidade. Planta nativa da Europa meridional, a maioria dos óleos vem de árvores cultivadas na França, Espanha e Marrocos. O cipreste tem sido tradicionalmente a árvore dos cemitérios. Platão disse que o cipreste simbolizava a imortalidade da alma. Os egípcios usavam em seus sarcófagos por ser considerado quase indestrutível. Sempervirens significa "viva para sempre". O aroma é fresco, amadeirado, balsâmico adocicado e tenaz.

Propriedades: Adstringente, antiespasmódico, anti-séptico, anti-sudorífero, anti-reumático, desodorante, diurético, hemostático, tônico para as veias e vasoconstritor.

Indicações:

Terapêutica: reumatismo, artrite, edemas, circulação deficiente e varizes.

Emocional: tensão nervosa e estresse.

Estética: Exerce uma ação equilibradora sobre os fluidos ajudando a combater o excesso de transpiração e a celulite. Seu efeito adstringente cuida bem da pele oleosa, acne e caspa seborréica.

Cravo

Família: Mirtáceas (Eugenia caryophyllata) sin: Syzgium aromaticum

A árvore de cravo é originária da Ásia e é cultivada a pelo menos 2000 anos. Os botões são secos para produzir a especiaria que nós conhecemos como cravo. Hoje seus principais centros de cultivo são Madagascar, Filipinas e Indonésia. Suas propriedades medicinais são conhecidas a centenas de anos para tratar infestações de ordens digestivas e dor de dente.

Tem um aroma doce, quente e estimulante de especiaria. É famosa a sua reputação de afrodisíaco.

Propriedades: analgésico, antineurálgico, anti-reumático, anti-séptico, afrodisíaco, energético e estimulante mental.

Indicações:

Terapêutica: dores musculares e reumáticas, astenia física e mental, nevralgias.

Emocional: estimulante mental, ajuda na estafa mental e memória fraca.

Estética: micose de unha.

Precauções: Usar em baixa concentração e evitar em peles sensíveis.

Eucalipto

Família: Mirtáceas (Eucalyptus globulus)

O eucalipto é uma das árvores de crescimento mais rápido no mundo. Tem folhas altamente aromáticas de cor verde azulada em forma de coração quando novas e em forma de lança quando adultas. A planta é originária da Austrália e Tasmânia, mas também é cultivada na Espanha, Portugal, Califórnia, Rússia, China e Brasil, de onde são produzidos a maior parte deste óleo essencial. O aroma é canforado, com tom amadeirado e doce. É penetrante e refrescante.

Propriedades: analgésico, anti-séptico, antiespasmódico, anti-reumático, balsâmico, desodorante, equilibrador, estimulante, expectorante, depurativo, rubefaciente.

Indicações:
Terapêutica: doenças infecciosas e respiratórias, artrite, dores musculares, cãibras, dor de cabeça e fadiga.
Emocional: clareia e estimula a mente, refrescante, animador e revigorante.
Estética: acne, pele oleosa.

Funcho doce (erva doce)
Família: Umbelliferae (Foeniculum vulgare)

Planta perene que alcança cerca de 1,5 m de altura. Desenvolve-se na região mediterrânea, de onde o óleo essencial é produzido em sua maioria. Tem um aroma adocicado e canforado que lembra o anis, de nota quente e estimulante.

Propriedades: anti-séptico, antiespasmódico, carminativo, galactogogo, desintoxicante, diurético, emenagogo, laxativo, tônico geral e estimulante.

Indicações:
Terapêutica: Cólica, prisão de ventre, flatulência e problemas digestivo.
Emocional: Ajuda a criar força e coragem, reanimando e confortando.
Estética: Pelo seu efeito purificador ajuda a eliminar os excessos cometidos com alimentos e bebidas.
Precauções: Usar em baixa concentração, pois pode ser tóxico em excesso. Não usar em casos de gravidez e epilepsia.

Gengibre

Família: Zingiberaceae (Zingiber officinale)

Uma planta perene que cresce até cerca de 1m de altura, com folhas longas, estreitas e de flores bancas, mas o óleo é produzido do rizoma. A raiz seca é um condimento muito apreciado e cultivado em muitas regiões tropicais, como a África, e Índias Ocidentais. O aroma é pungente, quente, estimulante e condimentado com um toque de limão e pimenta.

Propriedades: analgésico, anti-séptico, antioxidante, afrodisíaco, carminativo, estimulante, expectorante, rubefaciente, sudorífero e tônico geral.

Indicações:

Terapêutica: doenças infecciosas e respiratórias, artrite, dores musculares, cãibras, circulação deficiente, dor de cabeça, fadiga física e mental, náusea e vômitos.

Emocional: centra e estimula a mente, animador e revigorante.

Precauções: usar em baixa concentração, pois pode irritar peles sensíveis.

Gerânio Bourbon

Família: Geraniáceas (Pelargonium graveolens roseum) Sin: P. odorantissimum

Originário do sul da África, o gerânio chegou a Europa no século XVII. Há mais de 700 espécies, muitas bastante perfumadas. O aroma do óleo de gerânio lembra o de rosa, com o qual tem muitos constituintes em comum. O gerânio rosa é produzido nas ilhas Reunião, chamada antigamente de Bourbon - uma ilha rica em plantas aromáticas. Outra espécie de gerânio também é produzido no Egito e em Marrocos. Aroma floral adocicado e penetrante, com um tom frutal mentolado.

Propriedades: adstringente, animador, antidepressivo, anti-inflamatório, anti-séptico, diurético, equilibrador, hemostático, regenerador celular, vasoconstritor e tônico geral.

Indicações:
Terapêutica: Regulador do sistema hormonal e atenuante dos sintomas da TPM e menopausa.
Emocional: É tônico para o sistema nervoso, aliviando a ansiedade e a depressão. Equilibra a mente e reduz o estresse.
Estética: Tem efeito estimulante sobre o sistema linfático que ajuda a eliminar toxinas nos casos de celulite. É útil em todo tipo de pele, exceto a sensível.

Grapefruit
(Citrus paradisi)

Árvore cultivada que pode atingir até 10m, de folhas brilhantes e frutos de um amarelo intenso. Há muitas variedades de grapefruit em forma de óleo essencial. É uma fruta rica em vitamina C.
Aroma cítrico e doce cujo efeito odorífero é animador e antidepressivo.
Propriedades: antidepressivo, adstringente, anti-séptico, colagogo, desintoxicante, eufórico, estimulante linfático e refrescante.

Indicações:
Terapêutica: convalescença e cansaço em geral.
Emocional: depressão e ansiedade.
Estética: celulite, pele oleosa e pele inflamada.

Ho Leaf
(Cinnamomum camphora)

Existem muitas espécies de cânfora, a *Ho-sho* produz o óleo conhecido por *Ho leaf.* Óleo feito da folha de *Ho*, árvore proveniente da China, uma espécie mais suave que a cânfora marrom ou amarela, que são tóxicas. Aroma refrescante e canforado.

Propriedades: anti-séptico, antidepressivo, anti-inflamatório, diurético, estimulante, rubefaciente e estimulante circulatório.

Indicações:

Terapêutica: artrite, dores musculares, reumatismo e má circulação.

Emocional: estresse e depressão.

Estética: pele oleosa e acne.

Hortelã-pimenta / Menta

Família: Labiadas (Mentha piperita) sin: M. glabrata, M.hircina, M.officinalis,

M.pimentum

Comercializada em larga escala na Europa e EUA, o óleo essencial de hortelã-pimenta é muito utilizado em alimentos, cosméticos e indústria farmacêutica. Pesquisas nos EUA e Japão têm mostrado que a hortelã-pimenta melhora a atenção e estimula o cérebro. Aroma refrescante e mentolado com uma nota sutil adocicada.

Propriedades: adstringente, analgésico, antiespasmódico, anti-infeccioso, anti-séptico,cefálico, colagogo, descongestionante, digestivo, estimulante e expectorante.

Indicações:

Terapêutica: circulação deficiente, cansaço, desordens respiratórias, dores musculares e flatulência.

Emocional: Para apatia e concentração, pois funciona como estimulante mental.

Estética: acne, dermatite.

Precauções: não usar durante a gravidez e amamentação. Usar em baixa concentração.

Junípero (zimbro)

Família: Cupressáceas (Juniperus communis)

Uma conífera, sempre verde, que alcança até 4m de altura. O junípero sobrevive bem em clima ártico, de onde é originário, embora seja encontrado em diversas partes do mundo. O junípero era queimado para afastar espíritos malignos e também foi desta forma usado em hospitais como desinfetante. Óleo refrescante com um leve toque amadeirado e balsâmico.

Propriedades: anti-séptico, anti-reumático, antiespasmódico, adstringente, carminativo, cicatrizante, depurativo, desintoxicante, diurético, emenagogo, nervino, rubefaciente, estimulante, sudorífero, tônico geral e vulnerário.

Indicações:

Terapêutica: amenorréia, dismenorréia, dermatite, flatulência, reumatismo, infecções do trato urinário, tosse, gripes e resfriados.

Emocional: limpa, estimula e fortalece os nervos, auxilia nos casos de ansiedade, e tensão nervosa.

Estética: É tônico para peles oleosas e congestionadas. E para perda de cabelos em decorrência de seborréia. Suas propriedades purificadoras amenizam a acne e a celulite.

Precauções: O uso prolongado pode resultar em estímulo excessivo dos rins. Deve ser evitado em casos de insuficiência renal. Não usar em casos de gravidez.

Laranja

Família: Rutáceas (Citrus auranthium var. dulcis), C.aurathium var, amara sin;

C.auranthium sinensis

Nativa da China, mas cultivada em muitas partes do mundo. Hoje a produção comercial do óleo essencial de laranja é maior no Brasil, EUA e Israel. Aroma doce, refrescante e frutal.

Propriedades: digestivo, estimulante, hidratante, controla os processos hídricos, estimulante do sistema linfático, sedativo e depurativo.

Indicações:

Terapêutica: Estimulante digestivo, regulador do sistema linfático e insônia.

Emocional: depressão, tensão nervosa e estresse.

Estética: celulite, obesidade, retenção hídrica, equilibrador e amaciante da pele e dos cabelos.

Lavanda francesa

Família: labiadas (Lavandula officinalis) sin; L. angustifolia, L. Vera

Planta nativa da região mediterrânea. A principal produção de óleo essencial de lavanda fica na região de Provance, na França, mas também produzida na Espanha e Bulgária. Seu nome deriva do latim *lavare* que significa "lavar". É considerado o óleo mais útil e versátil da aromaterapia.

Propriedades: analgésico, antidepressivo, anti-séptico, anti-reumático, anti-inflamatório, calmante, cefálico, cicatrizante, citofilático, colagogo, desodorante, emenagogo, hipotensor, repelente de insetos e sedativo.

Indicações:

Terapêutica: abscessos, dores musculares, reumatismo, queimaduras e ferimentos, dor de cabeça e enxaqueca.

Emocional: animador, reconfortante, alivia o estresse, a ansiedade, a depressão e a insônia.

Estética: acne, dermatites, eczemas, pediculose, picada de insetos, psoríase, regenerativo em todos os tipos de pele.

Lavandin

Família: Labiadas (Lavandula fragrans) sin: Lavandula hybrida

É um híbrido da lavanda, que se desenvolveu principalmente na França na década de 20, entre os campos inferiores de lavanda. As flores são de um azul acinzentado, mais rígidas e mais resistentes e que chegam a produzir duas vezes mais óleo que a verdadeira lavanda, não possui o mesmo poder curativo da lavanda. Aroma floral semelhante ao da lavanda sendo menos adocicado com um toque mais amadeirado e canforado sem ser muito marcante.

Propriedades: analgésico, anti-séptico, cicatrizante, expectorante, nervino e vulnerário.

Indicações:

Terapêutica: dores musculares, problemas circulatórios e articulares e respiratórios.

Emocional: animador e refrescante; alivia o estresse; bom para mentes cansadas.

Estética: acne, dermatites e eczemas.

Lemongrass (capim-limão)

Família: Gramíneas (Cymbopogan citratus) sin: C. flexuosus, Andropogon citratus, A. flexuosus

Um dos membros mais importantes da família das gramíneas aromáticas, natural da Índia, também cultivado em outras regiões tropicais, particularmente no Brasil, no Sri Lanka e em partes da África central. Aroma doce semelhante ao limão com um tom terroso.

Propriedades: adstringente, analgésico, antidepressivo suave, anti-infeccioso, anti-séptico, desodorante, depurativo, diurético, regulador, revigorante e tônico.

Indicações:
Terapêutica: flacidez muscular, dores musculares, repelente de insetos e em massagens para desportistas.
Emocional: Ajuda em casos de depressão, revigorante, combate ao estresse e a exaustão nervosa.
Estética: acne, cabelos oleosos e com poros dilatados.
Precauções: em doses altas é irritante da pele.

Limão

Família: Rutáceas (Citrus limonum)sin: C. limonia, C. limon

Acredita-se que o limão seja originário de Índia. Foi introduzido na Itália no final do século V. Daí, seu cultivo espalhou-se até a Espanha e Portugal. Hoje é cultivado intensamente em muitas partes do mundo. O óleo fica em pequenos bolsões da pele do fruto. O aroma é fresco e adocicado e cheira como a própria fruta fresca. Seu odor é animador e refrescante.

Propriedades: anti-séptico, anti-reumático, diurético, antiespasmódico, adstringente, citofilático, cicatrizante, depurativo, rubefaciente e tônico.

Indicações:
Terapêutica: reumatismo, gripes e resfriados.
Emocional: ansiedade e falta de concentração.
Estética: acne, edemas, pele oleosa, pele inflamada, seborréia, celulite e pele rachada.
Precauções: Fotossensibilizante; não aplicá-lo antes de exposição solar por pelo menos 12horas. Usar em baixa concentração.

(Litsea cubeba)

Pequena árvore tropical com folhas e flores que cheiram como limão. Os frutos são como pimenta de onde deriva o nome "cubeba". O óleo é produzido na China e na Malásia, onde é conhecido como pimenta chinesa e May Chang. Aroma doce e cítrico com uma fragrância de fruta com um leva tom floral.

Propriedades: adstringente, antidepressivo suave, anti-séptico, carminativo, depurativo, estimulante e tônico geral.

Indicações:

Terapêutica: flatulência e indigestão,

Emocional: revigorante, estimulante, ajudando nos casos de estresse.

Estética: acne, dermatites, transpiração excessiva, pelas oleosas e cabelos oleosos.

Precauções: em doses altas é sensibilizante em peles sensíveis.

Louro

Família: Lqu (Laurus nobilis)

Planta popular na culinária de toda Europa. As folhas eram usadas pelos gregos e Romanos para coroar suas vitórias. O óleo é extraído das folhas, em geral, no Marrocos e Espanha.

Aroma doce e picante, ligeiramente semelhante à canela.

Propriedades: adstringente, antiespasmódico, antinevrálgico, anti-séptico, colagogo, diurético, emenagogo, estimulante, sudorífero, e tônico geral.

Indicações:

Terapêutica: cãibras, dores musculares e reumáticas.

Emocional: animador; tem efeito excitante sobre as emoções.

Estética: cabelos oleosos, caspa e alopecia.

Precauções: não usar durante a gravidez e usar em baixa concentração. Evitar em peles sensíveis.

Mandarina

Família: Rutáceas (Citrus madurensis)

Aroma delicadamente doce e ao mesmo tempo picante, com um leve toque floral.

Propriedades: antiespasmódico, colagogo, citofilático, emoliente e digestivo.

Indicações:
Terapêutica: retenção hídrica e entorses.
Emocional: tensão, depressão, insônia e estresse.
Estética: acne, peles oleosas, celulite, edemas, estrias e obesidade.
Precauções: fotossensibilizante; não aplicá-lo antes de exposição solar por pelo menos 12 horas.

Manjericão

Família: Labiadas (Ocimun basilicun) Sin: O. pilosoum

Há muitas variedades da erva manjericão e todas com uma longa tradição de uso culinário e medicinal. A planta cresce espontaneamente em todo o mediterrâneo, porém é nativa da Ásia e é usado extensivamente na medicina Ayurvédica onde é chamado de *tulsi*. A palavra *basilicum* é derivada do grego *basilicos*, ou seja, real. Aroma leve refrescante, semelhante ao anis com um toque mentolado.

Propriedades: antiespasmódico, carminativo, diurético, cefálico, equilibrador, expectorante, sedativo, anti-séptico, revigorante, tônico do sistema nervoso e estimulante mental.

Indicações:
Terapêutica: Tem ação benéfica em distúrbios respiratórios e digestivos. Estimula o fluxo sangüíneo ajudando em casos de cãibras e dores musculares.
Emocional: Atenuante dos sintomas da ansiedade e depressão. Combate o estresse, a fadiga e a frieza emocional. Ajuda a clareza de raciocínio.
Estética: Sua ação tônica e refrescante beneficia peles congestionadas. Bom para cabelos oleosos.
Precauções: não usar durante a gravidez e usar em baixa concentração. Evitar em peles sensíveis.

Manjerona

Família: labiadas (Origanum majorana) Sin: Manjorana hortensis

Uma planta bem conhecida de uso culinário, originária da região mediterrânea. O nome *origanum* significa "alegria da montanha" e majorana quer dizer "maior". Não deve ser confundido com o orégano, cujo nome científico é (Origanum vulgare), mas com ação muito diferente da manjerona. Possui um aroma quente e amadeirado, ligeiramente canforado.

Propriedades: anafrodisíaco, analgésico, antiespasmódico, anti-séptico, calmante, emenagogo, expectorante, hipotensor, laxativo, sedativo, sudorífero e vasodilatador.

Atenção: Efeito quase narcótico em doses elevadas.

Indicações:

Terapêutica: relaxante muscular, circulação, cãibras, fraqueza geral, alivia dores nas articulações enrijecidas, dores reumáticas, músculos tensos e contraídos, enxaqueca, sensação de frio.

Emocional: ansiedade, tensão, insônia, relaxante, aquecedor e reconfortante.

Precauções: Não usar durante a gravidez. A sua propriedade sedativa, a tornam um bom tranqüilizante, mas pode entorpecer os sentidos. Portanto, use-a em baixa concentração.

Mirra

Família: Burseráceas (Commifhora myrrha)

Uma árvore pequena que chega até 3m de altura. Seu nome é derivado do hebreu antigo e do termo arábico "mur" que significa amargo. Seu tronco produz uma resina oleosa branca-amarelada, que ao secar se torna marrom avermelhada. Da qual se destila o óleo. Foi empregada na mumificação dos nobres e em cosméticos, especialmente em máscaras faciais.

A mirra foi um dos presentes oferecidos a Jesus (Mateus 2,11). Aroma forte e amargo com um leve toque canforado.

Propriedades: Anti-séptico, anti-inflamatório, adstringente, cicatrizante, citofilático, emenagogo, expectorante, fungicida, sedativo e tônico.

Indicações:

Terapêutica: Útil em problemas respiratórios, psoríase, reumatismo, gripes e resfriados.

Emocional: estimulante e fortificante.

Estética: pele madura e oleosa.

Precauções: não usar durante a gravidez e usar em baixa concentração.

Olíbano

Família: Burseráceas (Boswellia carteri) Sin: B. thuifera

É conhecido desde o Egito antigo, que o usava em preparos para a pele e para fumigar doentes. Foi usado tradicionalmente como incenso em templos e em rituais na China, Índia e no resto do Oriente. Seu comércio já foi tão valioso quanto ouro. Embora o olíbano cresça selvagem no norte da África, sua resina é principalmente destilada na Europa. Aroma quente e balsâmico e levemente canforado.

Propriedades: séptico, anti-inflamatório, adstringente, cicatrizante, citofilático, sedativo e tônico.

Indicações:

Terapêutica: problemas respiratórios, fadiga.

Emocional: Desacelera a respiração produzindo uma sensação de calma que ajuda a controlar a ansiedade, a tensão e o estresse. Ajuda a concentração; bom para a meditação; eleva a consciência.

Estética: proporciona vitalidade a peles cansadas e envelhecidas. Sua ação adstringente ajuda a reduzir a oleosidade.

Palma rosa
(Cymbopogon martini)

É uma planta da mesma família do capim-limão e citronela. É nativa da Índia, mas seu óleo também é produzido na Indonésia, Ilhas Comoros e Brasil. Aroma suave e floral adocicado, com toque terroso. Seu odor é animador e estimulante.

Propriedades: anti-séptico, cicatrizante, regenerador celular, estimulante, hidratante, digestivo e emoliente.

Indicações:

Emocional: ansiedade, tensão e estresse.

Estética: acne, dermatite, escaras, impetigo, todos os tipos de pele, previne estrias, regula a produção de sebo, pequenos problemas infecciosos de pele e para rugas.

Patchouli
(Pogostemon patchouli)

Nativo da Malásia, e atualmente é cultivado em uma série de países do sudeste asiático, mas também nas Antilhas e no Paraguai. Planta pequena que atinge em torno de 1 metro de altura, com folhas grandes, macias e peludas. Aroma muito intenso, amadeirado, doce e balsâmico. Seu odor é quente e estimulante com reputação de afrodisíaco.

Propriedades: antidepressivo, antiflogístico, anti-infeccioso, anti-séptico, bactericida, cicatrizante, desodorante, diurético, estimulante, regenerador dos tecidos, regulador e tônico.

Indicações:

Terapêutica: impetigo, retenção de líquido.

Emocional: estresse, ansiedade e afrodisíaco.

Estética: acne, dermatite, eczema, pele madura, rachada e ressecada, rugas, pé-de-atleta, tinha e caspa.

Pau rosa

(Aniba rosaeaodora)

É uma árvore nativa da Amazônia, sempre verde e com flores amarelas, que atinge até 38m de altura. Hoje, no Brasil, é exigido que para cada árvore cortada, outra seja plantada. Aroma amadeirado e doce. Seu odor é suave e estimulante com reputação de afrodisíaco que lembra a rosa.

Propriedades: antidepressivo, estimulante do sistema imunológico, revigorante, afrodisíaco e regenerador dos tecidos.

Indicações:

Emocional: estresse, ansiedade e afrodisíaco.

Estética: acne, dermatite, eczema, pele madura, seca, desidratada e rachada.

Petitgrain

(Citrus aurantium)

É obtido das folhas da mesma laranja amarga que produz o néroli. Nativa do sul da China e do nordeste da Índia. Os óleos são produzidos na França, norte da África, Haiti e Paraguai.

O nome petitgrain é derivado da época em que era extraído do brotinho da laranja ainda verdes, daí o nome de pequenos grãos; um dos ingredientes da água de colônia. Aroma floral e doce-amargo, que lembra o néroli um pouco menos refinado. Seu odor é refrescante e animador.

Propriedades: antidepressivo, anti-séptico, antiespasmódico, desodorante, digestivo e sedativo.

Indicações:

Terapêutica: falta de concentração.

Emocional: estresse, insônia e tensão.

Estética: acne, pele e cabelos oleosos, odores e tônico capilar.

Pimenta negra

(Piper nigrum)

Originalmente uma planta silvestre, mas hoje é extremamente cultivada no Oriente, principalmente em Cingapura, Índia e na Malásia. Forte e picante.

Propriedades: anti-séptico, analgésico, antiespasmódico, desintoxicante, digestivo, diurético, laxativo, rubefaciente, estimulante e tônico geral.

Indicações:

Terapêutica: dores musculares e articulares.

Emocional: muito estimulante, fortalece os nervos e a mente.

Estética: proporciona tonicidade aos músculos, de ação desintoxicante torna-se benéfico nos tratamentos de celulite.

Precauções: Usar em baixa concentração, pois pode irritar a pele e estimular excessivamente os rins.

Pinho siberiano

Família: Pináceas (Pinus sylvestris) outras espécies: (Abies sibirica)

Existem muitas espécies de pinho, os mais comuns são os escoceses e noruegueses, embora o de melhor qualidade seja a planta descrita como "pinheiro siberiano" que se desenvolve na Rússia. Aroma forte, seco, balsâmico com tom canforado.

Propriedades: anti-séptico, diurético, expectorante, estimulante da circulação, desodorante e rubefaciente.

Indicações:

Terapêutica: alivia dores reumáticas e musculares, é aquecedor.

Emocional: refrescante, estimulante; relaxante e reconfortante.

Estética: rubefaciente e desodorante.

Precauções: usar em baixa concentração, pois pode irritar peles sensíveis.

Rosa marroquina

Família: Rosáceas (Rosa centifolia) R. damascena

É considerada uma planta medicinal desde a antiguidade. No século X, o grande alquimista persa Avicena, descobriu o método de destilação fazendo experiências alquímicas, pois a rosa tem um significado considerável nos aspectos teóricos e metafísicos da alquimia. A rosa é tradicionalmente chamada a "Rainha das Flores" e, na aromaterapia, o óleo de Rosa é freqüentemente considerado o soberano dos óleos essenciais. Aroma profundo, rico e doce aroma floral.

Propriedades: animador, anti-séptico, tônico e adstringente, regenerador celular, hidratante, antidepressivo, hemostático, depurativo, adstringente, tônico e afrodisíaco.

Indicações:

Emocional: depressão, insônia, impotência, tensão nervosa e tristeza.

Estética: pele madura, eczema, pele sensível, rugas e pele seca.

Sálvia esclaréia

Família: Labiadas (Sálvia sclarea)

É um óleo produzido de flores de pontas rígidas, que deu origem ao seu nome skeria, do grego cujo talo pode atingir até sessenta cm de altura. Acredita-se que sua origem seja européia, mas também é encontrada nos Estados Unidos. Hoje, o óleo é produzido principalmente na França e no Marrocos. Costuma ser usada como fixador e componente de fragrâncias. Aroma doce e herbáceo, semelhante a nozes, mas com um toque floral. Efeito animador e relaxante com reputação de afrodisíaco.

Propriedades: Afrodisíaco, antidepressivo, anti-inflamatório, anti-séptico, adstringente, antiespasmódico, emenagogo, eufórico, cicatrizante, desodorante, carminativo, hipotensor, tônico e sedativo.

Indicações:
Terapêutica: hipertensão, dores musculares, problemas respiratórios e uterinos.

Emocional: Um óleo muito apreciado pelos terapeutas, pois alivia o estresse, a depressão, a insônia, a agitação mental e os estados de pânico. Possui uma ação sedativa nos caso de raiva, medo e frustração.

Estética: Por seu efeito regenerador atua em todos os tipos de pele e estimula o crescimento

dos cabelos. Reduz a produção das glândulas sebáceas combatendo a oleosidade e a caspa.

Precauções: Não usar durante a gravidez.

Sálvia Officinalis

Família: labiadas (Salvia officinalis)

Planta nativa da região Mediterrânea, com folhas verdes-avermelhadas, e flores azuis.

Desenvolve-se nos campos selvagens da Iugoslávia e Dálmacia. Por isso, também é conhecida como Sálvia dalmática. Erva considerada muito curativa, de onde vem seu nome *salvare* - curar, salvar. Óleo refrescante, herbáceo e forte.

Propriedades: Anti-séptico, adstringente, antiespasmódico, antidepressivo, adstringente, afrodisíaco, cicatrizante, desodorante, depurativo, diurético, emenagogo, hipertensor e tônico.

Indicações:
Terapêutica: fraqueza geral, astenia, dores musculares e problemas menstruais.

Emocional: Em dose bem pequena pode acalmar e relaxar, pois tem uma ação no sistema nervoso central. É indicada para auxiliar nos casos de depressão, insônia, tensão nervosa, mágoa e tristeza. Ativa os sentidos e estimula a memória.

Estética: Ajuda em casos de lesões cutâneas como dermatites, eczema. É também tônico capilar.

Precauções: não usar durante a gravidez, nem na amamentação. Contra-indicado em casos de hipertensão e epilepsia. Usar somente em baixa concentração.

Sândalo amyris e sândalo mysore

O primeiro é considerado o Sândalo das Índias Ocidentais. Seu tronco queima como uma tocha em virtude de seu alto teor oleoso. Os nativos o chamam de "candlewood" – madeira queima como vela. Aroma amadeirado e amargo. Efeito quente e prolongado, considerado afrodisíaco. Ajuda em casos de stress e tensão nervosa. Bom nos cuidados com a pele oleosa.

O segundo é considerado o melhor óleo de sândalo, e provém de Mysore, cidade da Índia. É um óleo profundo, com tom balsâmico levemente canforado, com reputação de afrodisíaco. Também é relaxante, excelente para a tensão nervosa e ansiedade. Excelente nos cuidados com a pele madura, eczema seco, pele sensível, rugas e pele seca.

Tangerina
Família: Rutáceas (Citrus reticulata)

Originária da China a então chamada de mandarina, foi levada para a Europa no começo do século XIX. Seu nome é derivado do fato de ser uma fruta que era oferecida aos mandarins.

Ao ser introduzida nos EUA, foi batizada de tangerina. As áreas de cultivo abrangem o Brasil, Espanha, Itália e Califórnia. A tangerina, que pertence à mesma família botânica, tem um aroma menos intenso, com semelhança maior com a laranja. Aroma intensamente doce e rico com um tom floral.

Propriedades: Anti-séptico, suavemente laxativo, sedativo, tônico estomacal, estimulante linfático e digestivo.

Indicações:
Terapêutica: Afeta o sistema digestivo além de estimular a digestão de gorduras.
Emocional: tensão, depressão, insônia e estresse.
Estética: Controla os processos hídricos ajudando nos casos de celulite, edemas e obesidade.

Tea Tree
Família: Mirtáceas (Melaleuca alternifolia)
Essa espécie de melaleuca é nativa da Austrália, e é usada pelos aborígines há centenas de anos para tratar ferimentos infectados e problemas de pele. Durante a Segunda Guerra Mundial foi incluída nos kits de primeiros socorros para combater as infecções. O óleo de tea tree é uma das ferramentas mais poderosas da aromaterapia na luta contra bactérias, fungos e vírus. Aroma forte medicinal levemente canforado.
Propriedades: anti-séptico, anti-infeccioso, bactericida, fungicida, imunoestimulante, balsâmico.

Indicações:
Terapêutica: problemas respiratórios, resfriados, gripes, infecções de garganta, dos brônquios e sinusite; vaginite tricomonal, infecções vaginais, urinárias, leucorréia, cistite crônica; gengiva inflamada, úlceras bucais.
Médicos franceses estão pesquisando tea tree para tratamento da AIDS, e usam-na também para fortalecer o sistema imunológico antes de uma cirurgia. Infecções virais: herpes, gripes, verrugas, Epstein-Barr, febre glandular, catapora (herpes-zóster). Infecções por fungos: pé-de-atleta, porrigem, infecções sob as unhas; desequilíbrio; nonília, afta.
Estética: abscesso, acne, caspa, erupções cutâneas, tinha, micoses de unha, pele inflamada, seborréia e odores.

Tomilho

Família: labiadas (Thymus vulgaris) sin: T. aestivus, T. ilerdensis

Todas as espécies de tomilhos são derivadas do tomilho selvagem, nativo do sul da França.

Suas folhas são cinzas-esverdeadas com flores brancas ou rosadas. Seu nome é derivado do grego thymus, que significa perfume. Óleo doce e fortemente herbáceo.

Propriedades: anti-séptico, antiespasmódico, anti-reumático, carminativo, diurético, expectorante, emenagogo, hipertensor, estimulante e tônico.

Indicações:

Terapêutica: artrite, reumatismo, dores musculares, flatulência, gripes e resfriados.

Emocional: estimulante da memória e favorece a concentração. Funciona como revitalizante no caso de esgotamento.

Estética: Tônico para couro cabeludo e pode ser eficaz no tratamento da caspa e queda de cabelos. Útil para os tratamentos de dermatites e acne.

Precauções: Usar em baixa concentração, não usar em casos de gravidez e epilepsia e hipertensão.

Vetiver

Família: gramíneas (Andropogon muricatus) sin: Vetiveria zizanioides

É um óleo produzido da erva silvestre de áreas tropicais, como Índia, Taiti, Java e Haiti.

Pouco cultiva nas Américas, é vendido como sache perfumado. Assim como o óleo, as raízes mais velhas são mais apuradas e produzem maior quantidade de óleo. Na Índia e Sri Lanka é conhecido com o "óleo da tranqüilidade". Aroma intenso e penetrante com um tom terroso.

Propriedades: anti-séptico, afrodisíaco, antidepressivo, nervino, rubefaciente, estimulante circulatório, tônico e sedativo.

Indicações:
Terapêutica: artrite, dores musculares, reumatismo e má circulação.
Emocional: estresse, depressão, insônia e esgotamento nervoso.
Estética: pele oleosa e acne.

Ylang-Ylang
Família: Anonáceas (Cananga odorata) sin: Unona odorantissimum

É um óleo produzido das flores de uma árvore alta nativa da Ásia tropical. O seu nome significa "flores das flores". Na Indonésia elas são espalhadas no leito nupcial dos recém-casados.

Aroma intensamente doce e floral. Efeito quente com reputação de afrodisíaco.

Propriedades: afrodisíaco, antidepressivo, anti-seborréico, anti-séptico, calmante, estimulante circulatório, eufórico, hipotensor, tônico e sedativo.

Indicações:
Terapêutica: taquicardia e hipertensão.
Emocional: estresse, depressão, insônia, impotência, frigidez, raiva, medo e frustração.
Estética: pele oleosa, crescimento dos cabelos.

TABELA 02: CONSULTA RÁPIDA NA ENTREVISTA INICIAL

Esta tabela apresenta ao fim das indicações do conjunto dos óleos, uma palavra que deve representar o resumo da queixa do cliente na entrevista inicial. Um exemplo: o cliente chega ao consultório e diz que sua vida anda confusa e que ele não está sabendo lidar com esse momento difícil. Tem-se aí uma queixa que nos leva a pensar na palavra ORGANIZAR (organizar a própria vida). Automaticamente, tem-se na tabela as indicações que são alecrim ou Rosmarinus Officinalis.

Alecrim **Rosmarinus** **Officinalis**	Tônico, estimulante, alivia dores musculares e reumáticas, artrite, elimina toxinas, acne, combate o cansaço, estimula a concentração mental, fortalece a memória - **ORGANIZAR**
Basílico **(manjericão)** **Ocymum** **Basilicum**	Tônico nervoso, alivia câimbras, combate fadiga, estimulante mental e memória, clareia os pensamentos, depressão, ansiedade, repelente de insetos - **ENERGIZAR**
Bergamota **Citrus Bergamia**	Bactericida, cólicas, perda de apetite, estimulante digestivo, cândida, dermatoses, angústia, anti-stress, calmante, antidepressivo, ansiedade - **RELAXAR**
Camomila **Anthemis** **Nobilis**	Analgésico, antiinflamatório, problemas estomacais, hepáticos e menstruais, TPM, peles sensíveis, dermatose, alivia insônia, insatisfação, impaciência, enxaqueca, sinusite alérgica, antiespasmódico -SOS - **ACEITAR**
Canela **Cinnamomun** **Zeylanicum**	Analgésico, bactericida, gripe, estimulante sexual, exótico, cólicas e diarréias, intuição, aquece, conforta, fadiga - **TONIFICAR**
Capim Limão **Cymbopogon** **Citratus**	Bactericida, cólicas, diurético, digestivo, poros dilatados, acne, esgotamento mental, harmoniza o sistema nervoso, relaxa, repelente de insetos - **REFRESCAR**
Cedro **Juniperus** **Virginiana**	Infecções, anti-séptico urinário, cistite, alivia o reumatismo, asma, problemas respiratórios, dermatose, celulite, ansiedade, tensão nervosa, medo, raiva, conforta - **FORTALECER**

Cipreste **Cupressus** **Sempervirens**	Circulação, retenção de líquidos, celulite, varizes, hemorróidas, anti-sudorífico dos pés, limpeza facial, problemas respiratórios, gripe, expectorante, perda de concentração, tensão - **ESTRUTURAR**
Citronela **Cymbopogon** **Nardus**	Bactericida, tônico, estimulante, desodorizador, higienizador e purificador do ambiente, combate pulgas e carrapatos, S O S anti mosquito - **PURIFICAR**
Clary Sage **Salvia Sclarea**	Relaxante, fortalece o organismo, excelente para TPM, tensão, regulador feminino, auxilia no parto, frigidez, celulite, adstringente, antidepressivo, stress, pânico, agressividade - **REGULARIZAR**
Cravo **Sygyzium** **Aromaticum**	Analgésico, bactericida, fungos, ácaros, digestivo, dor de dente, anti-séptico bucal, repelente de insetos, estimulante da memória, aquece, concentra, exótico e afrodisíaco - **CENTRAR**
Erva Doce **Foeniculum** **Vulgari**	Digestivo, câimbras abdominais, antiespasmódico, flatulência, TPM, menstruações irregulares, cistite, incentiva a lactação, sistema nervoso, stress - **PRODUZIR**
Eucalipto **Eucalyptus** **Citriodora** **Eucalyptus** **Globulus** **Eucalyptus** **Straigeriana**	Grande expectorante, atua nas deficiências respiratórias como: asma, bronquite, resfriados, sinusite; dores musculares, artrite, bactericida, higienizador e purificador do ambiente, cansaço, concentração mental, comunicação, repelente de insetos - **LIMPAR**
Gengibre **Zingiber** **Officinalis**	Analgésico, tônico, estimulante, excelente para dores, distensões e tensões musculares, estrutura vertebral, estrutura óssea, digestivo, câimbras, enxaqueca, tônico sexual e auxilia a concentração - **REESTRUTURAR**
Gerânio **Pelargonium** **Graveolens**	Elimina as toxinas, diurético, celulite, obesidade, TPM, pele oleosa, rejuvenescedor, rugas, harmoniza, acalma, antidepressivo, ansiedade, raiva, tristeza, afrodisíaco, excelente repelente de insetos - **REJUVENESCER**

Grapefruit **Citrus Paradisi**	Relaxante, refrescante, restaurador, depurativo, diurético, celulite, bactericida, revigorante, fadiga mental e física - **ATIVAR**
Jasmim **Jasminum** **Officinalis**	Um grande analgésico, dores em geral, tensões musculares e distensões, câimbras, auxilia no parto, afrodisíaco, equilibra os hormônios, frigidez, trauma, rejeição, pânico, medo, paranóia, melancolia, antidepressivo, rejuvenescedor - **DESEJAR**
Junípero **Juniperus** **Communis**	Desintoxicante hepático e renal, diurético, cistite, bactericida, dores musculares, artrite, celulite, micoses, acne, purificador do ambiente estagnado, sensações de medo e insegurança - **FORTIFICAR**
Laranja Doce **Citrus Sinensis**	Revigorante, estimulante, diurético, digestivo, fadiga, apego, alegria, combate a melancolia, estados de depressão, tristeza,

	ansiedade, tensão nervosa - **ALEGRAR**
Lavanda **Lavandula** **Officinalis** **Lavandin** **Abrialis**	Grande bactericida, regenerador celular, enxaqueca, hemorróidas, herpes, dores em geral, hipertensão, relaxante e calmante, flatulência, cólica, TPM, medo, traumas, ansiedade, stress, melancolia, tensão nervosa, auxilia no parto e pós parto, cicatrizante, queimaduras, equilibra e harmoniza, **SOS** - **SOCORRER**
Limão **Citrus Limonum**	Estimulante, bactericida, tônico imunológico, germicida, concentração, estado de convalescença, circulatório feminino, problemas digestivos, gripes, resfriados, fadiga, memória, purificador do ar - **CONFIAR**
Mandarina **Citrus** **Reticulata**	Antiespasmódico, câimbras, herpes, digestivo, insônia, relaxante, trauma, mau humor, irritabilidade - **HARMONIZAR**
Manjerona **Origanum** **Majorana**	Regenera o sistema nervoso, hepático, dores de cabeça, artrite, dores musculares, ansiedades, angústias, grande anti-depressivo, insônia - **CONFORTAR**
Menta **Mentha Piperata**	Tônico nervoso e hepático, indigestão estomacal, náuseas, sensações de calor (menopausa), dores musculares, câimbras, reumatismo, expectorante, clareia a memória, fadiga, concentração, revigorante - **TOLERAR**
Noz Moscada **Myristica** **Fragrans**	Estimulante nervoso, afrodisíaco, ótimo digestivo, diarréias, auxilia o processo do parto (contração uterina), estado de convalescença, tristeza, insegurança - **ESTAR**
Olíbano **Boswellia** **Thrurifera**	Anti-séptico pulmonar, tosses constantes, bronquite, gripes, bactericida, suavemente estimulante, cicatrização, rejuvenescedor, regenerador celular, rugas, ansiedade, tensão, purificador do ambiente, rituais e cerimônias (casamentos, batizados e bodas), proteção - **MEDITAR**
Patchouli **Pogostemon** **Patchouli**	Rejuvenescedor, regenerador, acne, cicatrizante, tônico sexual, bactericida, calmante e relaxante, meditação - **CENTRALIZAR**

Palmarosa **Cymbopogon** **Martini**	Regenerador celular, rejuvenescedor, adstringente, dermatoses, limpeza facial, stress, nervosismo, antidepressivo, fadiga - **ADAPTAR**
Petitgrain **Citrus** **Aurantium**	Fadiga mental e física, exaustão, refrescante e relaxante, revitalizador, clareia a mente e a memória, diurético e digestivo, bactericida e purificador do ambiente - **REATIVAR**
Pinho **Pinus Sylvestris**	Grande bactericida, descongestionante, expectorante, sinusite, gripe, bronquite, convalescença, dores musculares e reumáticas, regenerativo - **REFRESCAR**
Rosa **Rosa Damascena**	Tônico geral, adstringente, cicatrizante, rejuvenescedor, regenerador celular, rugas, peles secas e normais, menstruação

	irregular, herpes, alivia câimbras, auto estima, conforta, antidepressivo, choque, pânico, traumas diversos, angústia, impaciência e tristeza - **AMAR**
Rose Gerânio Pelargonium Roseum	Bactericida, adstringente, cicatrizante, diurético, rejuvenescedor, regulador, antidepressivo, resgata a feminilidade, uso pré-menstrual (TPM), celulite, raiva, agressividade, frustração - **CURAR**
Sândalo Santalum Album	Regenerador celular, tônico geral, anti-séptico urinário, afrodisíaco, combate a frigidez, cicatrizante, egocentrismo, agressividade, stress, ansiedade, meditação, calmante - **UNIFICAR**
Tangerina Citrus Nobilis	Gestantes e crianças, tensão leve , medo, tristeza, irritabilidade, insônia, um grande relaxante associado com lavanda. Usar após o quarto mês de gravidez - **DESPERTAR**
Tea Tree Melaleuca Alternifolia	Excelente ação bactericida, antiviral, fungicida, antiinfecciosa, herpes, micoses, fadiga física e mental, elimina fungos e purifica o ambiente, acne, picadas de insetos - **ENCORAJAR**
Tomilho Thymus Vulgaris	Estados gripais, resfriados, antivirótico, bactericida e problemas respiratórios. Cansaço físico, convalescença constante, repelente de insetos, revitaliza o físico e mental - **RESTABELECER**
Vetiver Vetivera Zizanoides	Desconexão, dispersão, estimulante hepático, renal e pancreático, regenerador celular, peles cansadas, tônico sexual, confortante, stress excessivo (crônico) - **RECONECTAR**
Ylang-Ylang Cananga Odorata	Auxilia nos momentos de tristeza, grande anti-depressivo, raiva, melancolia, possessividade, ansiedade, stress, regulariza estados de TPM, auto-estima, auto-confiança, sensual, afrodisíaco, confortante - **AMAR**

ENTREVISTA INICIAL E INDICAÇÃO TERAPÊUTICA

Diante destas informações aqui apresentadas e as tabelas que durante algum tempo você irá precisar utilizar, além é claro, de uma vasta pesquisa sobre plantas e seus óleos, você estará apto para iniciar um trabalho terapêutico com a Aromaterapia.

Primeiramente, inicie com parentes, amigos, pessoas mais próximas.

O primeiro passo é a entrevista inicial, e esta é fundamental para que o terapeuta possa fazer a indicação terapêutica da melhor forma.

Perceba que você deve trabalhar sempre com a fala do cliente, ou seja, não tente adivinhar o que ele sente e quais são suas angústias, ele lhe dirá. Talvez relute um pouco, pois muitos não se sentem à vontade para se abrir; mas, com tato e passando segurança para o cliente, ele lhe dirá tudo o que precisará para dar-lhe uma boa indicação terapêutica.

TABELA 03: INDICAÇÕES POR ÓRGÃO DO CORPO

Esta tabela apresenta as indicações por órgão do corpo ou sintoma. Cabe ao terapeuta compor da melhor forma e adequar ao programa de tratamento, seja por meio de inalação, massagens, etc.

Sistema digestivo

Gastrite: limão, copaíba, petitgrain, alecrim QT3 (verbena).

Úlcera estomacal: Limão, camomila alemã, candeia, cedro do Atlas e do Himalaia, gurjan, turmérico, hedychium.

Prisão de ventre: Laranja, erva-doce, anis-estrelado, tangerina, mandarina, funcho, grapefruit, petigrain, laranja, petitgrain, limão, limão.

Enjôo e náuseas: hortelã pimenta, hortelã do campo, cânfora, alecrim QT1 (cânfora) ou QT2 (cineol).

Diarréia: petitgrain laranja, petitgrain, limão.

Falta de apetite: laranja, tangerina, canela, cravo, limão.

Apetite fora do normal: patchouli.

Congestão hepática: Camomila alemã, Angélica raízes ou sementes, milefólio, hissopo, alecrim QT3 (verbena), coentro, cerefólio, aipo sementes.
Ressaca: Limão.

Sistema circulatório
Varizes: hortelã pimenta, do campo ou verde, cânfora, limão, cipreste, folha de junípero, pinheiro silvestre, bergamota.

Colesterol alto: limão, alho.

Hipertensão: lavanda fina e estoeca, mirto, camomila romana, pau rosa, esclaréia, melissa, capim cidreira, litsea cubeba, verbena limão.

Hipotensão: alecrim QT1 (cânfora), cânfora branca, hissopo, lavanda, spike.

Celulite: hortelã pimenta, do campo ou verde, cânfora, cipreste, folha de junípero, pinheiro silvestre, citronela, capim cidreira.

Obesidade: laranja, limão, tangerina, grapefruit, erva-doce, anis estrelado, funcho.

Hidropsia: laranja, limão, tangerina, grapefruit, erva-doce, anis estrelado, funcho.

Sistema esquelético-muscular

Artrite, reumatismo, tendões inflamados e LER: orégano selvagem, de vaso e comum, citronela, capim cidreira, limão e gengibre, citronela, angélica, hissopo, tea tree, wintergreen, bétula doce, junípero folhas, pinheiro silvestre e abeto.

Gota: capim cidreira, hissopo, limão, levístico, canela casca, bergamota
Verrugas e calosidades: cravo da índia.

Alergias de pele: camomila romana, lavanda fina e estoeca, mirto, pinheiro silvestre, abeto, cedro do atlas ou Himalaia, perila, hortela limão, bergamota.

Psoríase: limão, camomila romana, lavanda fina e estoeca, mirto, milefólio, sândalo, bergamota, xantoxilum, gerânios.

Furúnculos e inflamações: oréganos, tomilho vermelho, tea tree, manuka, hissopo, canela, cravo da índia, capim cidreira ou limão, milefólio, bétula branca.

Cicatrização e queimaduras: lavandas, pau rosa, hortelã limão, sândalo, mirto, óleo de Ho (ho wood e ho leaf), benjoim, xantoxilum.
Micoses e cândida: tea tree, cravo da índia, tomilho vermelho, oréganos, manuka.

Sistema respiratório

Asma: camomila romana, lavanda fina ou estoeca, mirto, sálvias, poejos
Bronquite e sinusite: eucalipto glóbulos, smithii e hortelã, hortelã pimenta ou do campo, alecrim QT1 e QT2, cânfora branca, sálvia triloba, louro folhas e bagas.

Rinite e alergias: mirto, poejo, wintergreen, perila, bétula doce, bergamota.

Infecções pulmonares (tuberculose, pneumonia, etc): Eucalipto citriodora, oréganos, tomilho vermelho, tea tree, manuka, kanuka, hissopo, canela casca.

Sistema excretor
Rins - má eliminação: laranja, tangerina, erva-doce, anis-estrelado, funcho.

Cálculos: camomila alemã.

Cólicas: camomila romana, lavanda fina, lavanda estoeca.

Cistite e Nefrite: tea tree, junípero bagas, manuka, orégano.

Sistema reprodutivo e endócrino
Frigidez e impotência: ylang ylang completo, canela casca, cravo da índia, jasmim, benjoim do Sião.

Dificuldade de engravidar: sálvia esclaréia.

TPM (tensão pré-menstrual) e menopausa: sálvia esclaréia, anis-estrelado, funcho, erva-doce, vitex, sálvia da Dalmácia e triloba, tansy, cenoura semente, salsa.

Problemas de próstata: sálvia esclaréia.

Falta de leite (amamentação): anis-estrelado, funcho, erva-doce.
Cândida vaginal: tea tree, manuka, bergamota.

Leucorréia: sálvia esclaréia e triloba, tea tree, bergamota.

Cólicas: camomila romana, mirto, lavanda fina e estoeca, cenoura semente, salsa.

Câncer, tumores e cistos: orégano de vaso, comum e selvagem, cominho negro, limão.

Sangue
Anemia: vetiver, levístico, parsnip, aipo sementes, cyperus.

Sistema imunológico: olíbano, sândalo, mirra, ylang ylang completo, jasmim, canela, cravo da índia, vetiver, pachouli, aipo sementes, cenoura sementes, cyperus, xantoxilum , lavandas, camomilas, levístico, oppoponax.

Intoxicação (depurativos): hissopo, limão, angélica.

Sistema nervoso
Memória fraca: alecrim QT1 (cânfora), cânfora, hortelã pimenta.

Insônia: lavanda fina e estoeca, camomila romana.

Agitação e ansiedade: lavandas, pinheiro silvestre, ho wood, pau rosa, ylang ylang completo, neroli, laranja, petitgrains, camomila romana, mirto. Estresse nervoso: pinheiro silvestre, abeto, sálvia triloba, poejo, petitgrains, louro.

Emocional
Tristeza, apatia e depressão: tangerina, laranja, grapefruit, ylang ylang completo, camomila romana, bergamota.

Raiva e dificuldade em perdoar: camomila romana, ylang ylang completo, rosa.

Medo (diversos): canela, gerânio.

Sensação de falta de liberdade: louro, eucalipto glóbulos, hortelã pimenta, lavanda Spike.

Falta de persistência nas coisas: patchouli.

Nostalgia excessiva: canela cascas.

Meditação (facilitadores): sândalo, olíbanos, mirra, abeto, pinheiro silvestre.

Outros

Piolho: capim cidreira, canela folhas, alecrins, louro, lavanda Spike.

Caspa e seborréia: limão, lima brasileira, alecrim QT1, alecrim QT2 (turco), laranja, tangerina, grapefruit, capim cidreira, limão e gengibre
Câncer e tumores em geral: orégano de vaso, selvagem e comum, cominho negro, limão, xantoxilum, olíbano Somália.

Crescimento capilar (estimular): manjericão exótico e de cheiro, sálvias, jojoba jaborandi, louro, cânfora branca, hortelã pimenta, alecrim Qt1.

Doenças infecciosas: tea tree, manuka, oréganos, tomilho vermelho e branco, hissopo, canela casca, timbra.

Mau cheiro nos pés: tea tree, manuka, louro, citronela, eucaliptos.

Glossário de terminologia aromática

Abortivo – que provoca aborto.

Adstringente – que provoca a contração dos tecidos e vasos, reduzindo as secreções das mucosas.

Afrodisíaco – que restaura as forças sexuais.

Amenorréia – ausência de menstruação.

Analgésico – que acalma ou alivia a dor.

Antibiótico – que impede o desenvolvimento de micro-organismos; que mata micro-organismos.

Anti-cefalálgico – que se utiliza contra cefaléia (dor de cabeça).

Anti-emético – que suprime ou evita os vômitos.

Anti-espasmódico – que acalma os espasmos ou convulsões.

Anti-inflamatório – que evita inflamações.

Anti-helmíntico – que combate vermes; o mesmo que vermífugo.

Anti-micótico – que combate fungos e leveduras.

Anti-nevrálgico – que neutraliza as nevralgias (dores nas trajetórias dos nervos).

Anti-reumático – que combate os reumatismos.

Anti-séptico – que evita a atividade ou a multiplicação de micro-organismos.

Aperiente – que estimula o apetite.

Anti-oftálmico – que se emprega contra as afecções dos olhos.

Aldeído – grupo funcional resultante da destilação de álcool.

Apiol – fenol, componente do óleo essencial da semente de salsa.

Balsâmico – que é aromático e reconfortante.

Béquico – que alivia a tosse.

Borneol – álcool bornílico, componente da cânfora de Bornéu.

Cânfora – ou alcânfora, resina de várias plantas, principalmente a canforeira (Cinnamomum canphora).

Cardiotônico – que fortalece o coração.

Carminativo – que facilita a eliminação dos gases intestinais.

Cineol – eucaliptol, conhecido como cânfora de eucalipto; éster composto, representa de 50 a 75% do óleo essencial de eucalipto.

Citral – importante aldeído componente do óleo essencial de limão e de capim-limão.

Citronelal – aldeído encontrado no óleo essencial de eucalipto.

Colagogo – que estimula a secreção de bílis.

Depurativo – que liberta o sangue de impurezas.

Diaforético – que provoca a transpiração.

Difusor – aparelho utilizado em Aromaterapia para efetuar a difusão de óleos essenciais no ar, isto é, a sua dispersão por volatilização no ar do ambiente.

Diurético – que favorece a produção e a eliminação de urina.

Embalsamamento – arte egípcia de conservação dos corpos dos mortos.

Emenagogo – que restaura o fluxo menstrual.

Emético – que provoca vômitos.

Emoliente – que amolece os tecidos inflamados.

Estomáquico – que estimula as funções do estômago.

Eucaliptol – conhecido como cânfora de eucalipto; éster composto, representa de 50 a 75% do óleo essencial de eucalipto; o mesmo que cineol.

Eupéptico – que facilita os processos digestivos.

Febrífugo – que combate a febre.

Geraniol – álcool extraído do gerânio e da rosa.

Grupo funcional – molécula instável composta de dois ou mais átomos de carbono, hidrogênio e oxigênio, e que confere propriedades características à cadeia carbônica a que se ligar.

Hemostático – que combate as hemorragias

Hepato-protetor – que estimula e protege as funções do fígado.

Hiperglicemiante – que eleva os teores de glicose no sangue.

Hipertensor – que eleva a pressão sangüínea.

Hipoglicemiante – que reduz os teores de glicose no sangue.

Hipotensor – que reduz a pressão sangüínea.

Holístico – que considera o todo, ao invés das partes isoladas.

Lactígeno – que estimula a produção de leite.

Limonemo – terpeno com aroma de limão.

Linalol – álcool perfumado da madeira de linaloé (árvore mexicana), encontrado no óleo essencial de lavanda.

Mineralizante – que favorece a absorção de minerais pelo organismo.

Nerol – álcool encontrado no óleo essencial da flor e das folhas da laranja azeda.

Olfato – sentido que permite captar e identificar partículas odoríferas (cheiro).

Pinemo – terpeno com aroma de madeira, componente da terebintina.

Reconstituinte – que favorece a recuperação geral.

Rubefaciente – de ação revulsiva; isto é, que provoca o incremento da circulação sangüínea e da temperatura em uma região determinada.

Sistema límbico – sistema cerebral da área evolutivamente mais antiga do cérebro humano, relacionada com as emoções.

Terebintina – resina contida na madeira de pinheiros e outras árvores coníferas.

Terpeno – hidrocarboneto típico dos óleos essenciais.

Vulnerário – que cicatriza feridas.

CUIDADOS NA AQUISIÇÃO DE ÓLEOS ESSENCIAIS

As regulamentações e as necessárias fiscalizações para se garantir a idoneidade e a conseqüente qualidade de produtos fitoterápicos como os óleos essenciais ainda estão longe do que seria adequado.

Existe muita adulteração e, portanto, devem ser tomados alguns cuidados quando de sua aquisição.

A seguir, oito regras básicas para a aquisição de óleos essenciais:

1. Verificar a idoneidade do fornecedor, procurando obter referências de usuários e profissionais da área.

2. Conferir a validade do produto.

3. Evitar óleos armazenados em recipientes de plástico ou transparentes claros que permitam a passagem da luz.

4. Só adquirir quantidades mínimas, necessárias para o uso que se pretende.

5. Conhecer os preços médios do mercado e desconfiar de preços muito abaixo da média encontrada.

6. Só adquirir um óleo essencial com a identificação da planta, isto é, com a Sua nomenclatura científica, evitando-se a citação apenas do nome popular.

7. Sempre que possível, preferir os frascos com gotejador.

8. Óleos essenciais não possuem cores fortes (lilás, vermelho, etc.).

MÓDULO III
RELAÇÃO ENTRE OS AROMAS E OS CHAKRAS

Óleo essencial de lavanda

1 - Chakra coronário

Vontade de servir, intuição.

Disfunção: observação, fobia, neurose, possessão, medo da doença, hipersensibilidade, negativismo.

Aromaterapia: Aplicar 1 gota no topo da cabeça ou o máximo de 3 gotas diluídas em 1 litro de água para banho, massageando o chakra coronário.

Óleo essencial de laranja

2 - Chakra frontal

Liderança e poder.

Disfunção: arrogância, ganância, perseguição, ressentimento, compulsão, ânsia, dependência, abuso de drogas.

Aromaterapia: Aplicar 1 gota nas têmporas ou o máximo de 3 gotas diluídas em 1 litro de água para banho, massageando o chakra frontal.

Óleo essencial de tangerina

3 - Chakra laríngeo

Vontade de criar.

Disfunção: medo do fracasso ou sucesso, frustração, mágoa oculta ou reprimida. Resfriados, gripes, herpes, problemas no sistema linfático.

Aromaterapia: Aplicar 1 gota nas têmporas ou o máximo de 3 gotas diluídas em 1 litro de água para banho, massageando o chakra da laringe.

Óleo essencial de eucalipto

4 - Chakra cardíaco

Idealismo, altruísmo. Quase nunca desequilibra, a não ser que esteja em fase de grande transição.

Disfunção: palpitação, taquicardia, pânico, sentimento de perda, separação.

Aromaterapia: Aplicar 1 gota no tórax ou o máximo de 3 gotas diluídas em 1 litro de água para banho, massageando o chakra cardíaco.

Óleo essencial de alecrim

5 - *Chakra do plexo solar*

Vontade de saber.

Disfunção: ansiedade, paranóia, agitação mental, obsessão, falta de concentração, dúvida, rigidez mental.

Aromaterapia: Aplicar 1 gota na base do crânio ou o máximo de 3 gotas diluídas em 1 litro de água para banho, massageando o chakra do plexo solar.

Óleo essencial de hortelã

6 - *Chakra umbilical*

Desperta boa vontade, amor, desejo de segurança.

Disfunção: possessividade, ganância, medo de perdas, abandono, ciúme, inveja, ressentimento, solidão. Cãibras, cólicas, desordens respiratórias e gastrointestinais.

Aromaterapia: Aplicar 1 gota no meio da testa ou até 3 gotas diluídas em 1 litro de água para banho, massageando o chakra umbilical.

Óleo essencial de gerânio

7 - *Chakra básico*

Centro da vontade de ser.

Disfunção: raiva, dor, culpa, vergonha, impaciência, intolerância, orgulho. Fadiga, anemia, pressão baixa, frigidez.

Aromaterapia: Aplicar 1 gota na base do crânio ou até 3 gotas diluídas em 1 litro de água para banho, massageando o chakra de base.

MÓDULO IV
RELAÇÃO ENTRE OS AROMAS E OS TIPOS DE PERSONALIDADES

A seguir, uma lista dos aromas a serem utilizados para as pessoas que estão agindo de forma pessimista, negativa.

Desapercebido, desatento, descuidado, despercebido, desprevenido, distraído: Eucalipto, Gerânio, Opium.

Opressor, oprimente, tirânico, tirano: Erva doce, Alfazema.

Desleixado, desmazelado, fraco, frouxo, indolente: absinto, almíscar, cravo.

Discordante, dissonante, díssono, dissonoro, inarmônico: Verbena, maçã verde.

Ímpio, incrédulo, descrente: patchouli, sândalo.

Decepcionado, desapontado: Sândalo, Neróli.

Avarento, avaro: Mirra, Incenso, Camomila.

Punitivo: Camomila, Rosa Branca, Bergamota.

Competitivo: Violeta, Lírio, Erva doce.

Depressivo: Olíbano, Rosa amarela, Gerânio.

Analítico, introvertido: Lótus, Rosa vermelha, Sol.

Conservador: Cravo, Lua, Eucalipto.

Exagerado: Violeta, Mirra, Lavanda.

Agressivo, confrontador, dominador: camomila, erva-cidreira.

MÓDULO V
RELAÇÃO ENTRE OS AROMAS E A ASTROLOGIA

Áries

Aromas: os incensos de mirra e limão proporcionam tranqüilidade. Seus perfumes são violeta, estimulante amoroso e sândalo, que facilita a elevação espiritual.

Touro

Aromas: perfumes e purificadores de ar, feitos à base de verbena e lavanda podem ampliar a sensação de paz e harmonia em seu lar. Já os incensos mais apropriados são o de sândalo e jasmim.

Gêmeos

Aromas: os incensos de cravo e lavanda estimulam os momentos de reflexão. As fragrâncias de verbena e alfazema trazem leveza ao seu corpo e espírito.

Câncer

Aromas: acácia e violeta são aqueles que mais trazem equilíbrio interior, além de aumentar seu poder de sedução. Já os incensos são de musk e patchouli.

Leão

Aromas: os incensos de sândalo e violeta favorecem os momentos de descanso. Já os perfumes dos mesmos aromas ajudam a equilibrar o seu astral.

Virgem

Aromas: os incensos de alecrim e canela, além dos perfumes de lavanda e jasmim, agradam o seu apurado olfato, relaxam e promovem o seu bem estar.

Libra

Aromas: os incensos de açafrão e de benjoim auxiliam no relaxamento. Os perfumes com essência de violeta e de verbena protegem o seu astral.

Escorpião

Aromas: o de mexerica e de benjoim equilibram suas emoções e os perfumes de violeta e de almíscar realçam a sua sensualidade.

Sagitário

Aromas: de violeta e jasmim, além de fragrâncias com toque oriental. Já os incensos são os de rosa e o de cedro.

Capricórnio

Aromas: os incensos de benjoim e musk auxiliam você a ampliar a sua satisfação interior. Os perfumes de jasmim e verbena protegem o seu bom humor.

Aquário

Aromas: o de violeta e o de lavanda para perfumes e, madressilva e patchouli em incensos, nunca devem faltar onde mora.

Peixes

Aromas: o de almíscar e o de acácia, além dos aromas doces e suaves, são os "perfumes piscianos ." Mirra e cânfora são os melhores incensos.

MÓDULO VI
SUGESTÕES DE USO DOS ÓLEOS ESSENCIAIS

Lavanda (Lavandula angustifolia)

É o mais versátil de todos os óleos essenciais. Terapeuticamente, ele é largamente indicado para tratamentos da pele além de possuir um efeito calmante em quem o utiliza. Pode ser utilizado para limpar cortes, irritações ou pequenas escoriações na pele. Seu aroma é calmante, relaxante e balanceador para o físico e para o emocional. O óleo essencial de lavanda é destilado de plantas novas em fazendas principalmente da Europa.

1. Massageie o pé com algumas gotas de lavanda para obter um efeito calmante em todo o corpo;
2. Friccione uma gota do óleo essencial de lavanda entre as palmas das mãos e depois passe pelo travesseiro para ajudar-lhe dormir;
3. Ponha uma gota do óleo essencial mordidas de insetos para diminuir e reduzir o inchaço e a coceira;
4. Ponha 2-3 gotas do óleo essencial de lavanda sobre pequenas queimaduras para diminuir a dor;
5. Misture diversas gotas do óleo essencial de lavanda em um óleo essencial carreador vegetal e use topicamente para eczemas e dermatites;
6. Coloque o óleo essencial de lavanda para peles secas ou rachadas;
7. Massageie uma gota de lavanda para lábios rachados ou queimados pelo sol;
8. Para reduzir ou minimizar cicatrizes massageie a área com óleo essencial de lavanda;
9. Coloque duas a quatro gotas nas axilas para agir como desodorante;
10. Friccione algumas gotas de lavanda no couro cabeludo para ajudar a eliminar a caspa;
11. Coloque algumas gotas do óleo essencial de lavanda em chumaços de algodão e coloque em seu armário para repelir traças e insetos, além de dar um aroma agradável;

12. Coloque algumas gotas de lavanda em fontes caseiras para aromatizar suavemente o ambiente e eliminar bactérias e fungos fazendo com que o tempo entre uma limpeza e outra seja prolongada;

13. Coloque algumas gotas de lavanda em um pano unido e ponha-o dentro da secadora de roupas junto com suas roupas para que as mesmas tenham um aroma suave e refrescante;

14. Coloque o óleo essencial de lavanda em difusores de aroma a frio para aliviar sintomas de alergias;

15. Coloque uma gota de lavanda em cortes para limpar e matar as bactérias;

Limão - (Citrus limonum)

Possui propriedades anti-sépticas e contém os compostos que foram estudados por seus efeitos no sistema imunológico. Pode servir como repelente de insetos.

Precaução: Os óleos cítricos não devem ser aplicados à pele que será exposta à luz solar direta ou à luz ultravioleta dentro de 72 horas.

1. Use 12 gotas de limão para em uma garrafa com spray misturadas com água destilada e use no banheiro como desodorizador de ar;

2. Use 1 a 2 gotas de limão para remover chicletes, óleo, lubrificantes;

3. Use uma gota de limão para adicionar sabor a assados ou bebidas;

4. Para uma limonada utilize duas gotas de limão, duas colheres de sopa de mel e dois copos de água;

5. Para limpar e aumentar a vida útil de frutas frescas, encha uma bacia com água e coloque três gotas de óleo essencial de limão dentro. Depois adicione as frutas lavadas e deixe por alguns minutos;

6. Adicione uma gota de óleo essencial de limão dentro da lavadora de louças depois do ciclo de lavagem;

7. Friccione uma gota de limão nas mãos após utilizar banheiros públicos;

8. Use uma toalha de papel com várias gotas de óleo essencial de limão para desinfetar o banheiro;

9. Faça gargarejo com uma gota de limão para eliminar o sangramento da gengiva ocasionada por gengivites ou extrações de dentes;

10. Coloque uma gota de limão na pele oleosa ou com acnes para balancear as glândulas sebáceas;

11. Massageie áreas com celulite para ativar a circulação e eliminar impurezas das células;

12. Use duas gotas de óleo essencial de limão topicamente para limpar pés de atleta;

13. Massageie com óleo essencial de limão, veias varicosas para aumentar a circulação e aliviar a pressão venal;

14. Esfregue uma gota de óleo essencial de limão em tabuas de corte para limpá-las;

15. Coloque 15 gotas de óleo essencial de limão junto com o produto de limpeza de carpetes e tapetes para retirar manchas e deixá-lo mais brilhante, além de deixar um aroma refrescante suave no ambiente;

Hortelã-pimenta - (Mentha piperita)

É uma das ervas mais antigas e utilizadas para melhorar a digestão. Jean Valnet estudou o efeito do hortelã-pimenta no fígado e no sistema respiratório. O Dr. William N. Dember da universidade de Cincinnati estudou a habilidade do hortelã pimenta de melhorar a concentração e a exatidão mental. Alan Hirsch, M.D., estudou seu efeito direto no centro da saciedade do cérebro, que provoca um sentido de alivio após refeições.

1. Massageie a barriga com quatro gotas de óleo essencial de hortelã pimenta para aliviar na digestão, gazes e diarréia;

2. Adicione uma gota de óleo essencial de hortelã no chá para aliviar a má digestão;

3. Massageie com algumas gotas de óleo essencial de hortelã em batidas ou contusões para reduzir a inflamação;

4. Friccione algumas gotas de óleo essencial de hortelã na parte traseira dos pés para reduzir a febre;

5. Inale o óleo essencial de hortelã pimenta antes e depois de exercícios para aumentar sua capacidade aeróbica e reduzir a fadiga;

6. Massageie o abdômen com algumas gotas de hortelã pimenta para aliviar náuseas;

7. Para aliviar dores de cabeça, massageie as têmporas, a testa e a nuca com algumas gotas de óleo essencial de hortelã pimenta;

8. Aromatize o quarto/escritório com óleo essencial de hortelã pimenta para aumentar a concentração;

9. Inale algumas gotas de hortelã pimenta para aliviar sintomas de congestão nasal;

10. Para deter ratos, camundongos ou formigas, coloque algumas gotas de óleo essencial de hortelã pimenta em um chumaço de algodão e coloque-o pelo caminho ou pela porta de entrada destes animais;

11. Coloque três gotas de óleo essencial de hortelã pimenta em uma xícara de água quente e aproveite como se fosse café;

12. Beba um copo de água gelada com uma gota de óleo essencial de hortelã pimenta para refrescar após um dia quente;

13. Friccione óleo essencial de hortelã pimenta nas juntas para aliviar sintomas de artrite e tendinite;

14. Inale algumas gotas de hortelã pimenta para enfraquecer o apetite e diminuir o impulso de hiper alimentação;

15. Faça um escalda-pés com óleo essencial de hortelã pimenta para aliviar dores nos pés;

Primeiros socorros

Os óleos essenciais podem ser muito úteis em qualquer emergência. A seguir, 3 óleos específicos para emergências e que podem servir para várias situações:

Lavanda - Chamado de óleo universal, devido a sua grande variedade de utilizações. Ele é analgésico, sedativo, anti-séptico e anti-inflamatório. Pode ser utilizado para queimaduras aplicando-o diretamente no local afetado. Outros usos para a lavanda: acalma e relaxa (massagem), antidepressivo (inalação e/ou massagem), insônia (inalação), dores de cabeça (inalação), TPM (inalação e/ou massagem).

Limão - Tem qualidades anti-sépticas, ansiedade e promove o bem estar. Para dores de garganta (gargarejo).

Hortelã pimenta - Ótimo para dores de cabeça e náuseas. Para dores de cabeça ponha uma gota diretamente sobre a testa e têmporas. Não coloque sobre os olhos. Você pode também fazer uma compressa usando um pano mergulhado em uma bacia da água gelada e 3 gotas do óleo de hortelã e colocar a compressa na nuca. Para a náusea uma gota sobre a língua.

Algumas combinações para situações de emergência

Você pode usá-los no banho de imersão, no difusor de aromas, em massagens, em escalda-pés. Se forem indicadas duas ou mais essências, divida o número de gotas (siga a indicação mencionada anteriormente) pelos vários tipos de óleo.

- Angústia – Pau-rosa, bergamota, grapefruit e lavanda.
- Insônia – Lavanda, pau-rosa e laranja.
- TPM – Gerânio e sálvia (com óleo carreador de gérmen de trigo).
- Dor de cabeça – Lavanda (tensão), capim-limão (ressaca), hortelã-pimenta (problemas digestivos).
- Ansiedade – Rosa, gerânio, palma-rosa e bergamota.
- Estresse – Lavanda, palma -rosa, laranja e tangerina.
- Tristeza – Tangerina, capim-limão, grapefruit e pau-rosa.
- Pés doloridos – Cipreste e hortelã-pimenta.

• Dores musculares – Gengibre, capim-limão, copaíba e alecrim.

• Concentração – Alecrim, capim-limão e tomilho.

• Depressão – Manjericão, bergamota e gerânio.

• Bronquite: Eucalipto Glóbulos ou Citriadora, Tea Tree, cravo, Olíbano e Manjerona.

Aplicações:

* Inalação: 3 gotas em vasilha com água fervente, cubra a cabeça com uma toalha, feche os olhos ao inalar. 1 gota em lenço, cerâmica porosa, aromatizador pessoal ou direto do frasco de óleo essencial.

* Banho de banheira: até 8 gotas em álcool de cereais, óleo vegetal ou leite, misturar na água. Agite bem a água. no chuveiro: 3 gotas no chão do box.

* Aroma ambiental: 1 gota para cada m3 em difusor elétrico ou a vela.

* Massagem: (para o corpo) até 8 gotas para 50 ml de óleo vegetal, creme ou gel base sem fragrância. (Farmácias de Manipulação).

* Loção, creme ou gel: 5 a 10 gotas em 30 ml de loção, creme base ou natural sem fragrância ou gel.

A bronquite é o estado de inflamação dos brônquios. Esta pode ser aguda-afecção acompanhada por febre e uma tosse intensa e dolorosa - ou crônica, afecção prolongada, não acompanhada por febre. O tratamento aromaterápico visa combater a infecção, reduzindo a febre, moderando a tosse e expelindo o muco. Nos primeiros estágios, quando a tosse é seca e dolorosa, a inalação de vapor com óleos essenciais, proporcionará um grande alívio. Esses óleos essenciais também são eficazes para baixar a febre, além de contribuir para reforçar os mecanismos de defesa do próprio organismo em resposta à infecção. A tosse poderá persistir por algum tempo depois que a febre tenha cedido, mas a prática de inalações, banhos e massagens localizados no peito e no pescoço deverá abreviar o tempo necessário a uma recuperação total.

MÓDULO VII
MASSAGEM E OUTROS TRATAMENTOS

É importante ressaltar que em alguns casos a massagem é desaconselhada, como por exemplo, pessoas com cirurgia recente, em casos de febre ou infecções, pessoas com câncer, em queimaduras recentes, trombose. Nestes casos você pode preparar a mistura dos óleos e passá-los simplesmente nas regiões desejadas.

Embora haja no mercado muitos óleos já preparados, recomenda-se a fazer suas próprias misturas, criando seus próprios óleos, conhecendo o poder que essa parte da natureza nos proporciona.

Nunca se deve usar óleo essencial puro sobre a pele. Em massagem, faz-se diluição com óleos vegetais (semente de uva, amêndoa doce, germe de trigo, gergelim).

A preparação básica (vide proporção em massagens) é sempre a mesma; e você pode adicionar o óleo essencial adequado para cada caso.

Óleos essenciais para relaxamento e dores musculares: lavanda, manjerona, gerânio.

Óleos essenciais para desintoxicação: gerânio, cipreste.

Óleos essenciais para trabalho linfático: cipreste, gerânio, tea-tree, eucalipto.

Óleos essenciais para dores nas juntas: manjerona.

Óleos essenciais para relaxar e estimular o sono: bergamota, laranja.

Óleo relaxante
30 ml de óleo vegetal de germe de trigo;
6 gotas de óleo essencial de lavanda;
6 gotas de óleo essencial de gerânio.

Misture os óleos e aplique nos locais de tensão ou pôr todo o corpo. Além de relaxar, você estará cuidando de sua pele, pois, o óleo vegetal de germe de trigo é um regenerador celular que possui vitaminas A, B e E.

Banho refrescante

Na banheira (água morna);
6 gotas de óleo essencial de lavanda;
2 gotas de óleo essencial de menta.

Além de te refrescar nos dias de calor, este banho irá proporcionar uma sensação de leveza. Caso não tenha banheira, você pode também se beneficiar desse banho, colocando em uma bucha vegetal molhada, 1 gota de cada óleo e passando-a no corpo úmido em movimentos circulares.

Óleo afrodisíaco

Em 30 ml de óleo vegetal, acrescentar:
7 gotas de óleo essencial de Ylang-Ylang;
5 gotas de óleo essencial de patchouli.

Creme natural

Feito de óleos, ceras e água, os cremes mantêm a pele flexível enquanto a protegem dos elementos. Selecione os cremes baseando-se em seu tipo de pele e preferência.

7g de cera de abelha;
60ml de óleo de amêndoas doces;
30 ml de água de flores (hidrossóis) ou de água destilada ou deionizada;
4 a 6 gotas de óleo essencial.

1 – Despeje a cera de abelhas e o óleo carreador em uma tigela refratária. Coloque-a em banho-maria e mexa até que os ingredientes se misturem.

2 – Retire do banho-maria e devagar, adicione água à mistura, mexendo sem parar.

3 – Continue mexendo enquanto o creme esfria, depois adicione o óleo essencial.

Mexa até a mistura engrossar e em seguida coloque-a em potes esterilizados. Às vezes parece que a água não vai se misturar, mas continue batendo firmemente até que se esfrie e fique homogêneo. Pode fazer uso da batedeira.

Variações desta mesma receita:

1. Creme leve: ponha 35ml de óleo de jojoba no passo 1, aumente a cera de abelhas para 10g, diminua o óleo para 45ml e a água para 20ml.

2. Creme de tratamento: adicione 15g de lanolina no passo 1, diminua o óleo para 45ml e aumente a água para 60ml.

3. Creme exuberante: adicione 15g de manteiga de cacau no passo 1, diminua o óleo para 45ml e aumente a água para 35ml.

Pomadas

Pode-se preparar uma receita caseira de pomada com creme neutro e óleo vegetal e depois agregar os óleos essenciais.

Para quantidades de 30 gramas de creme ou pomada, acrescentar 15 gotas de óleo essencial, como por exemplo:

2 colheres de sopa de creme neutro;

1 colher de sopa de óleo vegetal de germe de trigo;

15 gotas de óleo essencial.

Coloque uma tampa no recipiente, rotule e guarde em local ventilado e longe da luz.

Escalda pé ou pedilúvio

Refresque os pés cansados em um recipiente (bacia ou tina), adicionando 2 litros de água quente em conjunto com 10 gotas de óleos de sua preferência.

Algumas sugestões:

Cipreste - para dores nos pés;
Tomilho e alecrim - para pés inchados;
Hortelã-pimenta ou hortelã do Brasil - para ativar a circulação e refrescar;
Ou ylang ylang e patchouli.
Termine aplicando hidratante com óleo essencial de lavanda.

Banho de mãos ou manilúvio

Abrande a pele áspera molhando-a em uma bacia de água aquecida, não muito quente, e óleos essenciais.

Um SPA completo para as mãos começa com uma esfoliação para a retirada das células mortas. Faça então um manilúvio em uma bacia com 1 litro de água morna, 2 colheres de sopa de vinagre de cidra (maçã) e 10 gotas de óleo essencial (veja propriedades dos óleos essenciais).

Após este mergulho, faça uma massagem para hidratar suas mãos. Utilize a seguinte receita: 1 colher de sopa de óleo vegetal de gergelim com 5 gotas de óleo essencial de olíbano.

Faça um envelopamento com plástico filme (aquele de uso culinário) e deixe hidratar e descansar por 20 minutos.

Sauna

Adicione 15 gotas de óleo essencial de pinho siberiano ou eucalipto (glóbulos ou citriodoro) em 300 ml de água dentro de um borrifador, e está pronto.

Gargarejo

Principalmente para dores de garganta ou mau hálito. Você pode colocar uma gota de óleo essencial em um copo com água morna e fazer os movimentos de bochecho. Lembre-se de não engolir o líquido.

Inalação através de lenços

A maneira mais fácil de utilizar os óleos essenciais. Adicione 3 a 4 gotas de óleo em um lenço e inale profundamente. É útil para tratar resfriados ou dores de cabeça, enjôos de viagem ou simplesmente aliviar o cansaço do trabalho.

Emanação de travesseiro

Perfumar o travesseiro com 2 ou 3 gotas de óleo é ótimo para reduzir o ritmo do corpo ou para aliviar insônia caso você possua problemas para dormir.

Saches ou pout porris

Recipientes com rolhas, algodão, folhas, ou trouxinhas de tecidos são ótimos meios para você estar deixando um cheiro agradável dentro de seu armário ou em sua casa. Pingue algumas gotas dos óleos de sua preferência nestes materiais e coloque-os espalhados pela casa ou escritório.

Experimente a lavanda, bergamota ou cedro para afastar as traças.

No porta-sapato, você poderá estar utilizando bolinhas de madeira ou chumaços de algodão com óleos essenciais de pinho ou cipreste.

Lareira

No frio, use toras de madeira aromatizadas.

Coloque aproximadamente 7 gotas de óleo essencial em cada tora uma hora antes de acender o fogo. Aos poucos o aroma é liberado deixando um ambiente aconchegante e delicioso. Algumas sugestões de óleos são os de cipreste, pinho ou cedro.

Ambiente

Conforme o efeito que se deseje obter, podem-se criar diversos ambientes com uma das essências a seguir:

Ambiente balsâmico, para casos de sinusite, faringite e diversas afecções respiratórias: eucalipto, pinheiro, tomilho ou alecrim.

Ambiente relaxante e sedativo, para casos de nervosismo ou insônia: alfazema ou laranjeira. Recomendam-se estas duas essências especialmente para as crianças muito inquietas, com dificuldades para dormir.

Ambiente tonificante: limão, alecrim, hortelã ou segurelha.

Ambiente anti-séptico: para prevenir os contágios em casos de gripe ou resfriados: tomilho, sálvia, eucalipto ou canela.

Ambiente para afugentar os mosquitos e outros insetos: erva-cidreira ou cidrão.

Ambiente antifumo: cidrão, gerânio-silvestre, sassafrás ou alfazema.

Observação: é preferível usar um único óleo essencial de cada vez, ao invés de misturar vários deles.

Referências bibliográficas

Albertus, Frater - Guia Prático de Alquimia – Pensamento.

Berwick, Ann - Aromaterapia Holística – Record.

Buchaul, Ricardo B. - Fitoterapia - Cultivo e Aplicações das Plantas Medicinais.

Corraza, Sonia - Aromacologia - uma ciência de muitos cheiros – Senac.

Davis, Patrícia - Aromaterapia - Martins Fontes.

Dietrich, Gübel, Ph.D.- Principal of holistic therapy with herbal essences- Haug Internacional.

Edwards, Victoria H. - The Aromatherapy Companion - Ayurvedic Healing - Story Books.

Ferreira, Aurélio B. de Holanda - Novo Dicionário Aurélio - Século XXI - Nova Fronteira.

Grace, Kendra - Aromaterapia – Mandarim.

Lavabre, Marcel - Aromaterapia - a Cura pelos Óleos Essenciais – Record

Magrid, Geske; M. Grentini, Anny Margaly - Compêndio de Fitoterapia – Herbarium.

Price, Shirley - Aromaterapia para Doenças Comuns – Manole.

Price, Shirley - Aromaterapia e as emoções - Ed. Bertrand Brasil Ltda.

Ribeiro, Eduardo - Plantas Medicinais e Complementos Bioterápicos – Vida

Rose, Jeanne - O livro da aromaterapia - Editora Campus.

Sellar, Wanda - Óleos que curam - O poder da Aromaterapia - Nova Era.

Silva, Adão Roberto - Aromaterapia em Dermatologia e Estética – Roca.

Silva, Adão Roberto - Tudo sobre aromaterapia – Roca.

Tissarand, Robert - A arte da Aromaterapia - Roca

Wildwood, Chrissie - The Encyclopedia of Aromatherapy - Healing Arts Press.

SOBRE O COORDENADOR

Rômulo Borges Rodrigues é Escritor, Terapeuta Holístico, Mestre de Reiki, Consultor e Numerólogo.

Trabalha com Reflexologia, Reiki, Massagem, Florais, Aconselhamento Terapêutico, Técnicas de Relaxamento, Hipnose, Regressão, Terapia de Vidas Passadas, Numerologia e ministra cursos online.

Estuda e pesquisa sobre a espiritualidade há mais de vinte anos.

Foi membro da Associação Internacional Amigos da Natureza (AIANATU - SP), na qual fez parte do trabalho de cura espiritual.

Também foi membro da Ordem dos Filhos da Luz (Piracicaba - SP).

Foi integrante da Ordem dos Templários, onde foi dirigente do hospital de cura espiritual de uma das suas sedes.

Atualmente, é coordenador do Projeto Nova Era na cidade de São Paulo, no qual dá palestras e ministra tratamento alternativo gratuito utilizando várias técnicas terapêuticas.

Escreve artigos quinzenais para sites e revistas sobre vários temas e é autor das seguintes obras:

SOCIEDADE HIPÓCRITA E CORRUPTA – Decadência dos valores éticos e morais

PLANETA TERRA EM FASE DE TRANSIÇÃO – Acontecimentos que estão causando mudanças no planeta e no comportamento humano

Guia Prático dos Anjos (Tabela completa de todos os anjos)

Numerologia – A ciência milenar dos números

DESCUBRA SEU POTENCIAL, DONS E TALENTOS INATOS ATRAVÉS DA NUMEROLOGIA.

REIKI – ENERGIA VITAL UNIVERSAL (Harmonia, Equilíbrio e Cura).

OS FLORAIS DE BACH – Equilíbrio e Harmonia Através das Essências.

O PODER DA MENTE – A chave para o desenvolvimento das potencialidades do ser humano.

•*Os Ensinamentos de Siddartha Gautama, o Buda.*

•*A HISTÓRIA DO BUDISMO - Princípios, conceitos, ensinamentos*

•*ENSAIO SOBRE O BUDISMO TIBETANO*

•*Cuide de Você e Tenha Mais Qualidade de Vida – Cuidar de si mesmo é imprescindível para se obter uma vida plena e satisfatória (Vols. I, II, III, IV, V, VI, VII, VIII e IX)*

•*A Regência Cósmica*

•*Alimentação Saudável = Saúde Perfeita – O consumo de alimentos adequados proporciona equilíbrio orgânico e psíquico (Vols. I, I, III, IV, V, VI, VII, VIII, IX e X)*

•*REFLEXOLOGIA (Massagem Podal) – Equilíbrio e bem-estar através da planta dos pés*

•*TRATADO SOBRE AS RELIGIÕES E FILOSOFIAS DE VIDA – Síntese dos sistemas religiosos e correntes filosóficas – Vols. I e II*

• *DEUSES, DEUSAS E DIVINDADES DO ANTIGO EGITO*

• *EGITO ANTIGO – História, cultura, religião, política – Vols. I e II*

• *GRÉCIA ANTIGA - Deuses, deusas, divindades e heróis – Vols. I e II*

• *ROMA ANTIGA – História, cultura, religião, política*

•*ESTUDO SOBRE AS TERAPIAS COMPLEMENTARES – Técnicas terapêuticas integrativas que proporcionam equilíbrio e harmonia*

•*GUIA COMPLETO DAS TERAPIAS ALTERNATIVAS*

•*PRÉ-EXISTÊNCIA E PÓS-EXISTÊNCIA DA ALMA – Vidas passadas, vidas futuras*

•*PRINCÍPIOS, FILOSOFIA E METODOLOGIA DA MEDICINA HOLÍSTICA - Os recursos e métodos terapêuticos utilizados nos tratamentos e terapias*

•*A ANATOMIA SUTIL (ETÉRICA) DO CORPO HUMANO*

•*OS CHAKRAS – Centros energéticos do corpo etérico*

•*O PODER CURATIVO E ENERGÉTICO DAS PEDRAS E DOS CRISTAIS*

•*CURSO DE REIKI*

•*CURSO DE FLORAIS*

•*CURSO DE REFLEXOLOGIA (Massagem Podal)*

•*CURSO DE NUMEROLOGIA – Método simples e prático*

•*CURSO DE HIPNOSE, REGRESSÃO, TVP, TMS – Metodologia simplificada*

•*CURSO DE FENG SHUI – Técnica chinesa milenar de harmonização e equilíbrio de ambientes*

•*CURSO DE RADIESTESIA*

•*CURSO DE CROMOTERAPIA*

•*CURSO DE FITOTERAPIA*

•*CURSO DE ÓLEOS ESSENCIAIS*

•*CURSO BÁSICO DE MASSOTERAPIA*

•*CURSO DE CRISTAIS*

•*CURSO DE TERAPIAS INTEGRATIVAS*

CONTATOS COM O COORDENADOR

E-MAIL: romulobr@outlook.com
FACEBOOK: http://facebook.com/romuloborgesrodrigues
SKYPE: samadhi514
TWITTER: @_arahat
INSTAGRAM: romulobr19
BLOG:equilibrioeconsciencia.wordpress.com

DESTAQUE

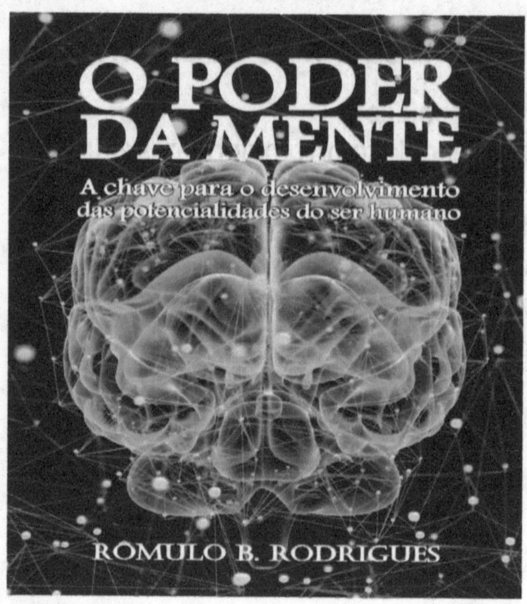

Gênero: Reprogramação mental
Amazon - 146 págs – 14x21

SINOPSE:

Que não usamos plenamente a força que temos em nossa mente, não é novidade pra ninguém. Nosso cérebro e sua capacidade total ainda é um mistério a ser desvendado. Com o passar dos anos e à custa de muitas pesquisas e estudos, aconteceram avanços significativos nesta área. Não são poucas as pessoas que, atualmente, conseguem resultados sensacionais através do amplo domínio que aprenderam a ter sobre aquilo que pensam. Realizar primeiro na cabeça facilita a concretização de planos, sonhos e metas. Há inúmeros casos e exemplos de pessoas que, pelo condicionamento, auto-sugestão, reprogramação, programação neurolinguística, hipnose e outros métodos, conseguiram mudar radicalmente de vida, tanto no âmbito material como no espiritual. A revolução acontece e está ao alcance de todos; ou melhor, de todos que se despem dos preconceitos e se permitem trilhar outros caminhos. Querer é poder, sim; mas antes, é preciso se preparar para a batalha da vida. A vitória há de chegar; mas, para isso, precisamos usar a capacidade mental que temos em nosso favor. O objetivo deste livro é justamente tirar o manto do preconceito que paira sobre temas que podem ser bastante benéficos às pessoas.

ÚLTIMO LANÇAMENTO

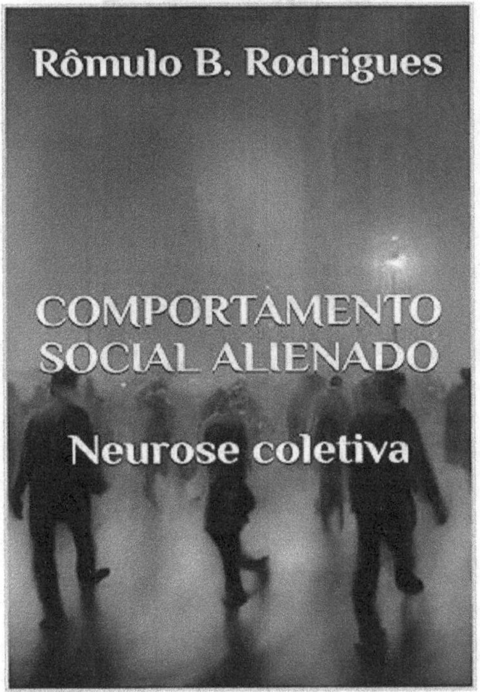

Gênero: Psicologia aplicada

Amazon – 263 págs – 14x21

SINOPSE:

A sociedade da época atual está atravessando uma fase sem precedentes na história das sociedades dos séculos pretéritos. A "modernidade" e o avanço tecnológico tem causado profundas alterações no comportamento humano. Alguns dos fatores que têm determinado mudanças no comportamento, são:

- A pressão da mídia para o consumo;

- O estabelecimento de padrões rígidos de beleza e estética;

- A disputa acirrada por status e posição social;

- A busca incessante pelo dinheiro e pelo poder;

- A luta pela sobrevivência;

- Entre outros.

Tais fatores acabam ocasionando uma total inversão de valores, resultando em uma sociedade extremamente individualista. Ou seja, todos os seus membros tornam-se "vítimas de vítimas" do padrão negativo de personalidade e de conduta que a própria sociedade adotou.

OUTRAS OBRAS DO AUTOR

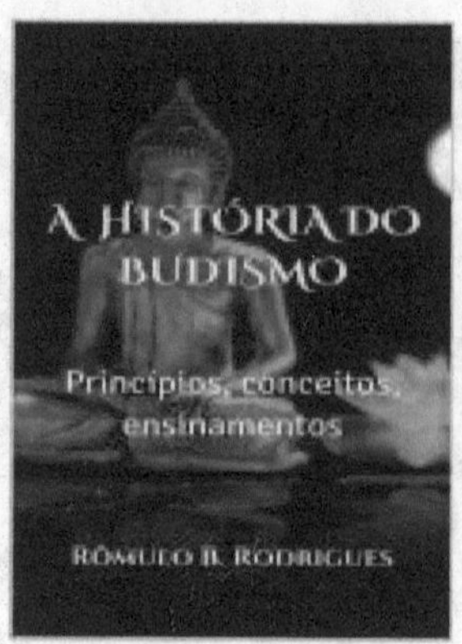

AMAZON

137 págs – 14x21

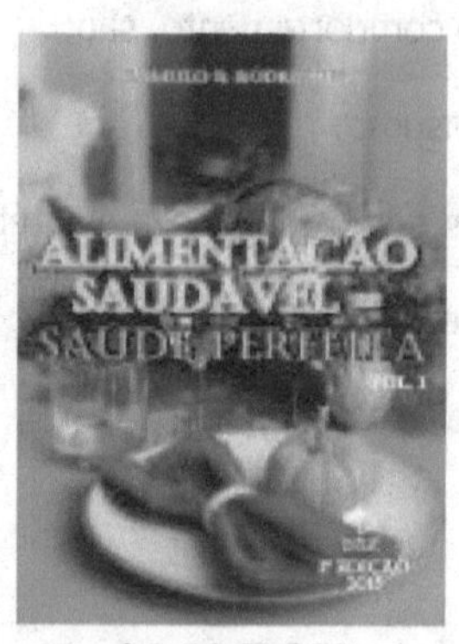

AMAZON

122 págs – 14x21

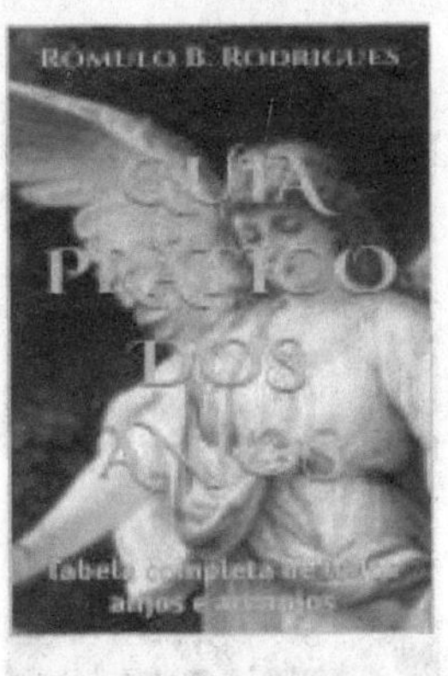

AMAZON

141págs – 14x21

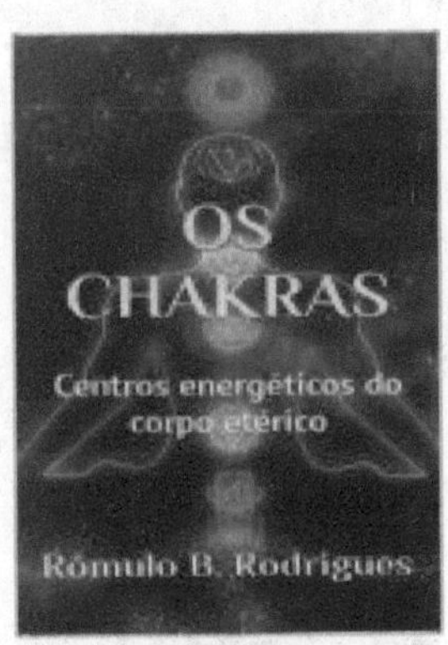

AMAZON

84 págs – 14x21

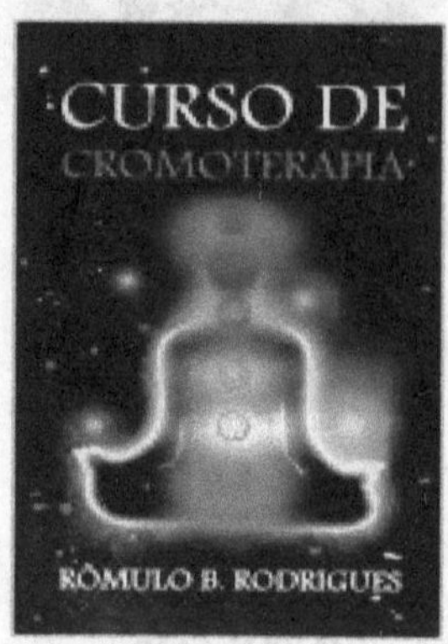

AMAZON

78 págs – 14X21

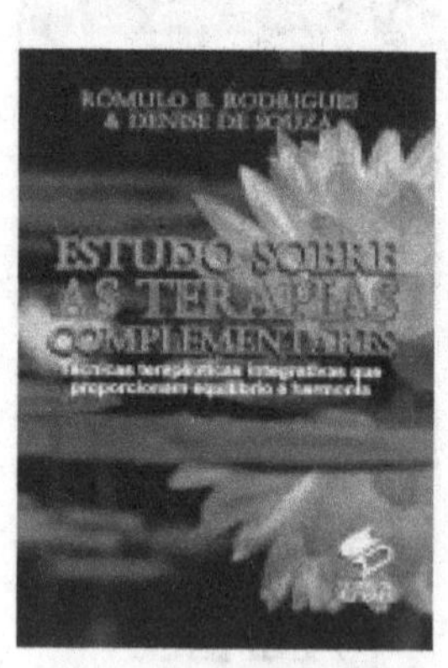

AMAZON

240 págs – 14x21

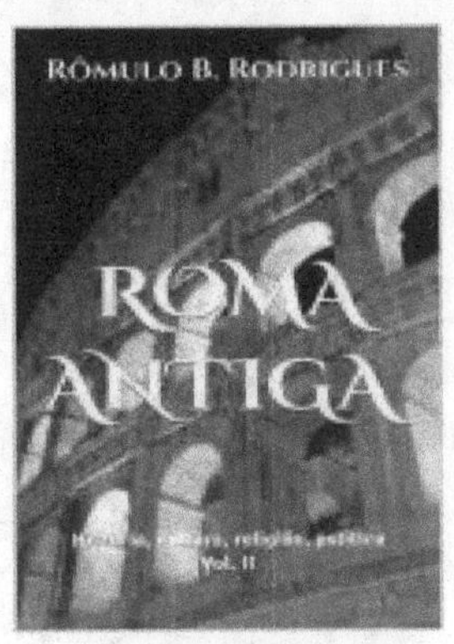

AMAZON

395págs – 14x21

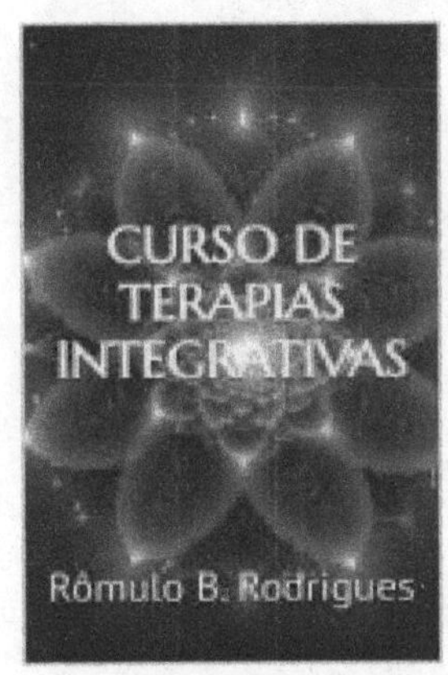

AMAZON

192 págs – 14x21

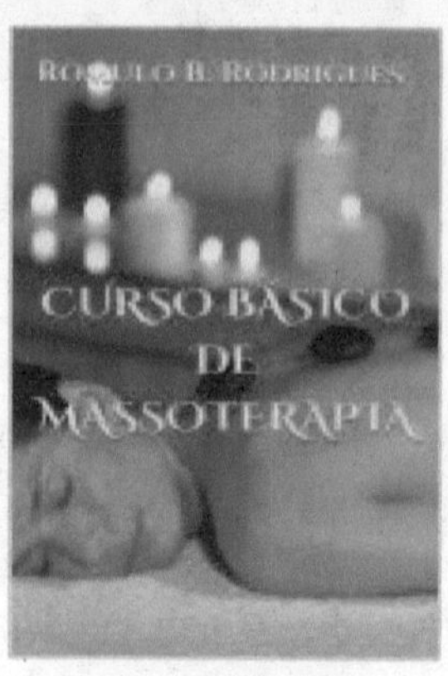

AMAZON

80 págs – 14x21

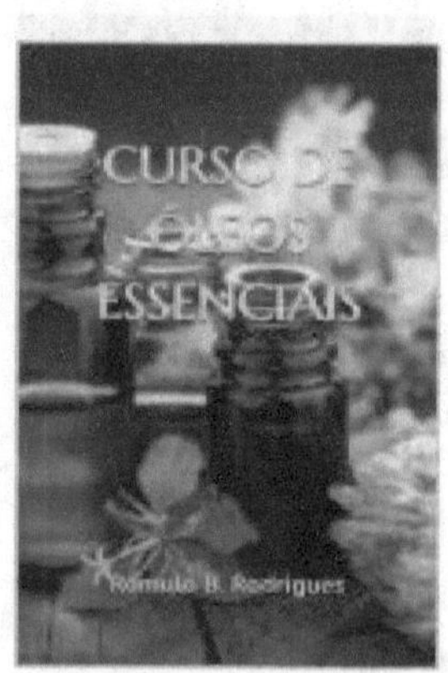

AMAZON

82 págs – 14x21

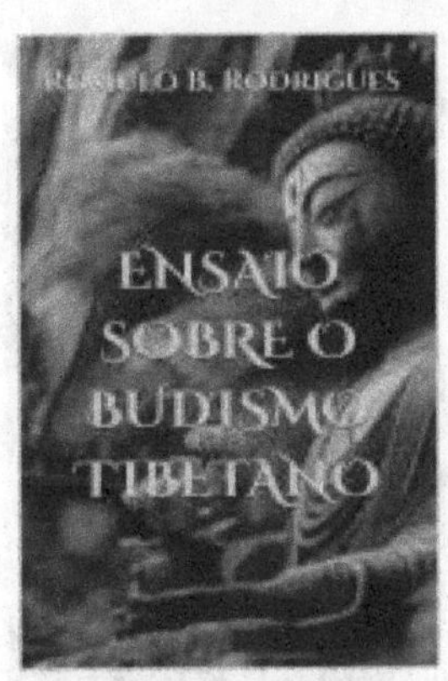

AMAZON

150 págs – 14x21

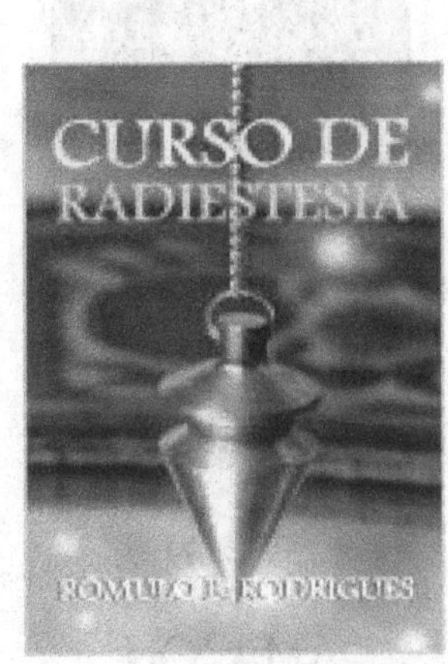

AMAZON

86 págs – 14x21

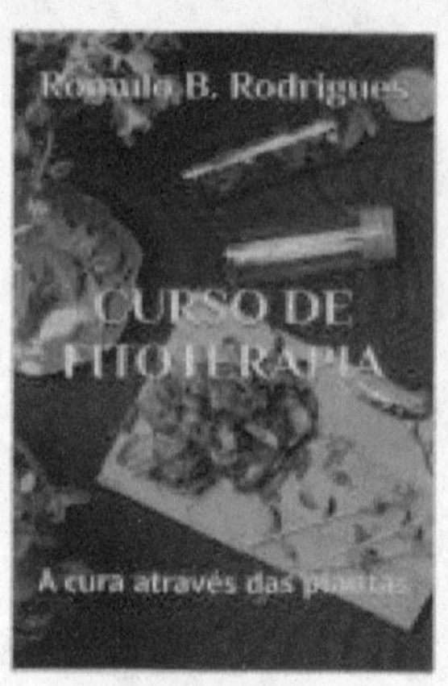

AMAZON

80 págs – 14x21

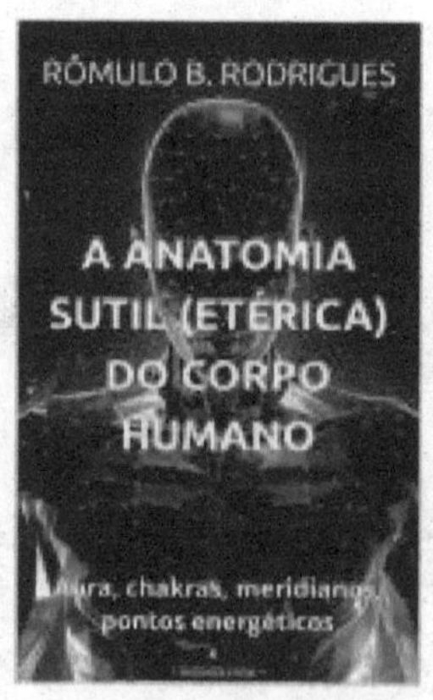

AMAZON

103 págs – 14x21

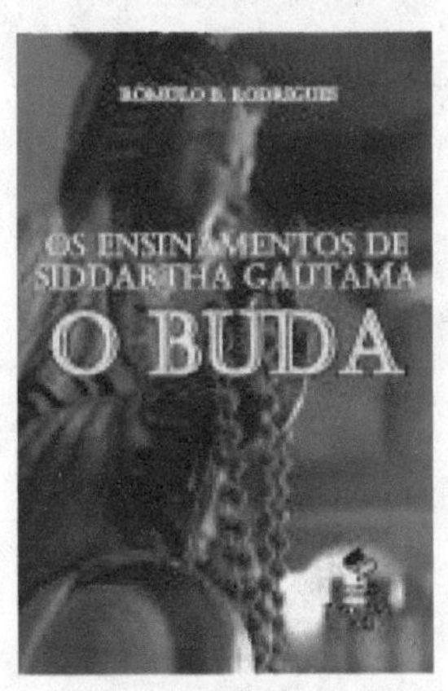

AMAZON

97 págs – 14x21

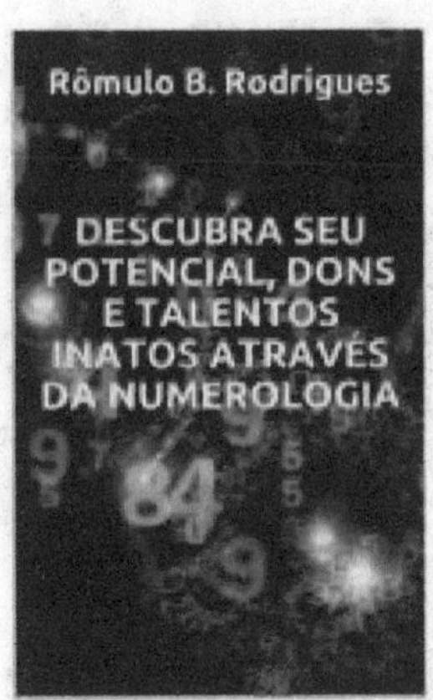

AMAZON

148 págs 14x21

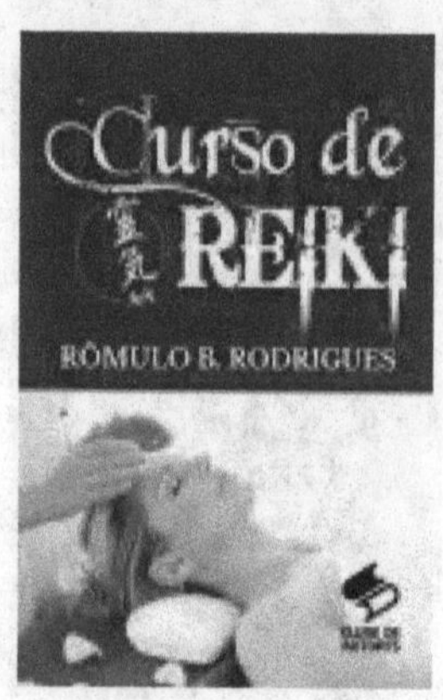

AMAZON

58 págs – 14x21

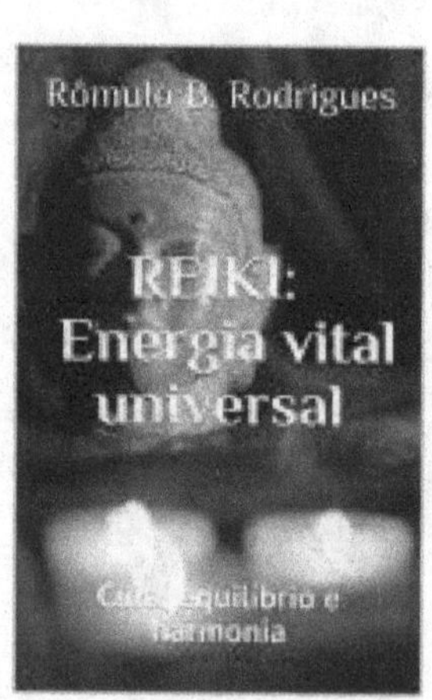

AMAZON

91 págs – 14x21

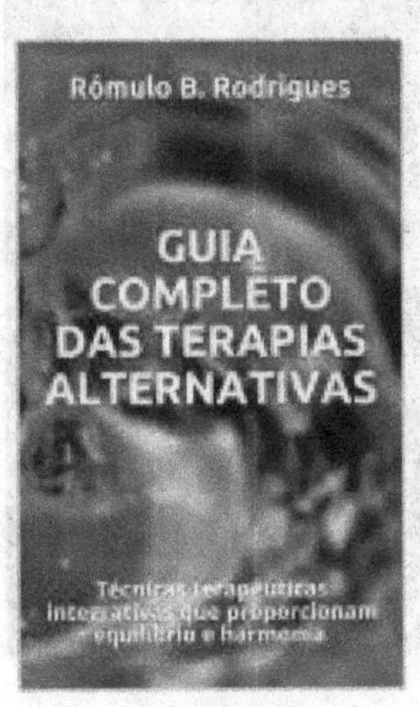

AMAZON

254 págs – 14x21

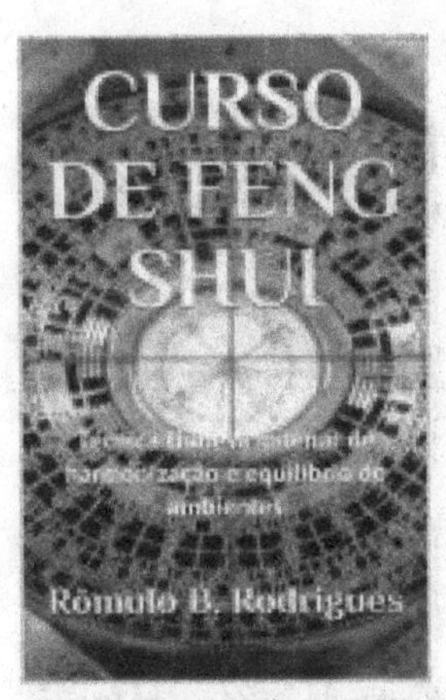

AMAZON

76 págs – 14x21

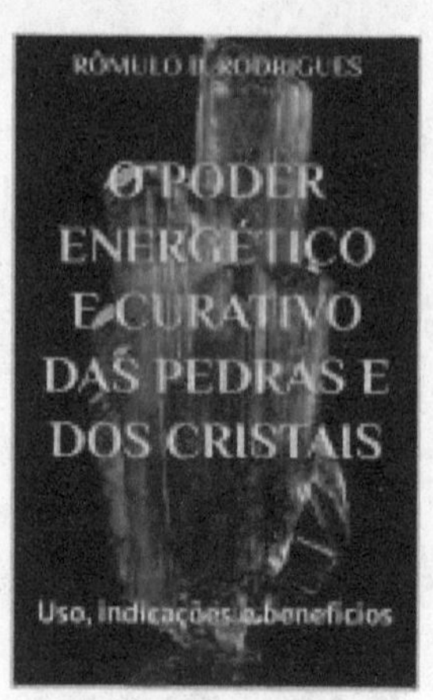

AMAZON

94 págs – 14x21

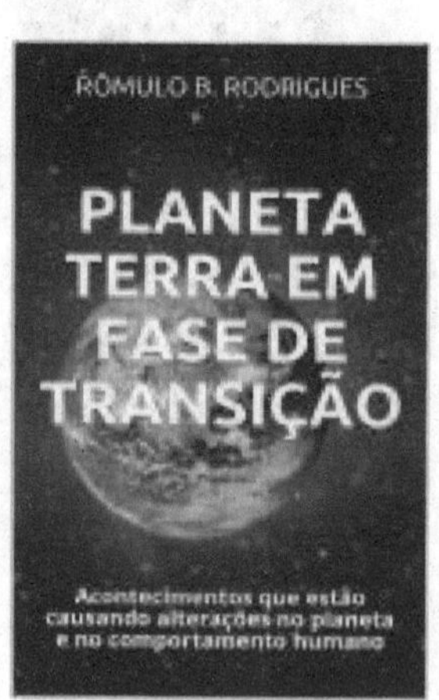

AMAZON

135 págs – 14x21

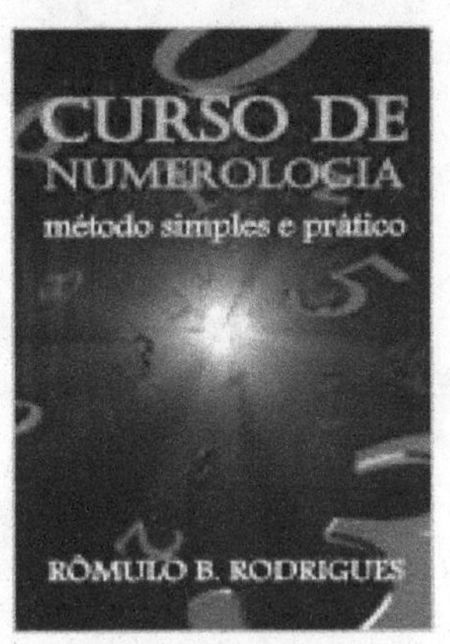

AMAZON

132 págs – 14x21

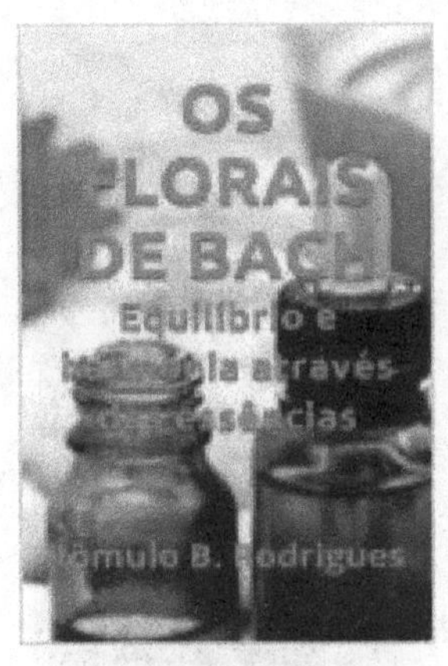

AMAZON

87 págs – 14x21

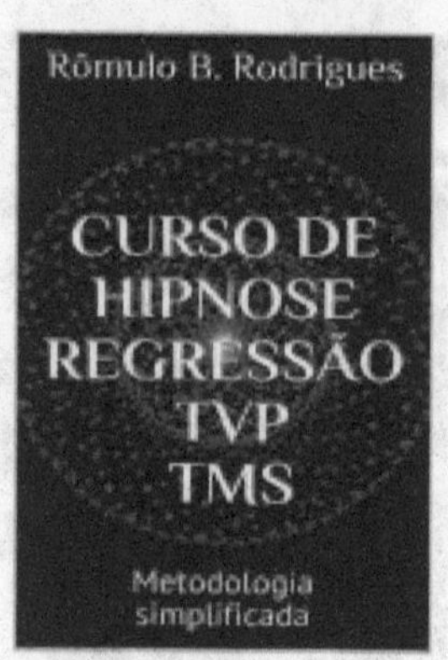

AMAZON

51 págs – 14x21

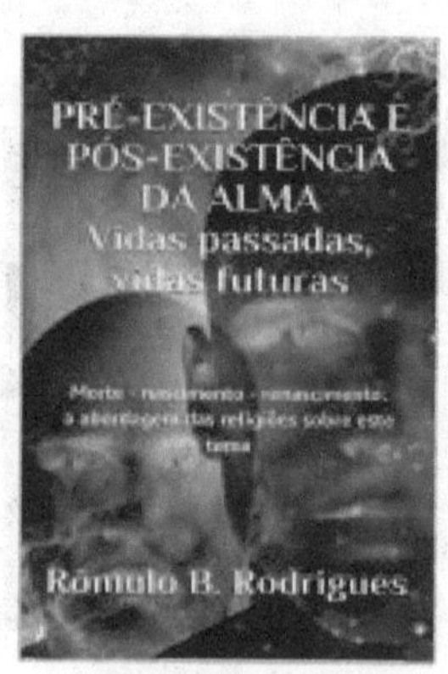

AMAZON

138 págs – 14x21

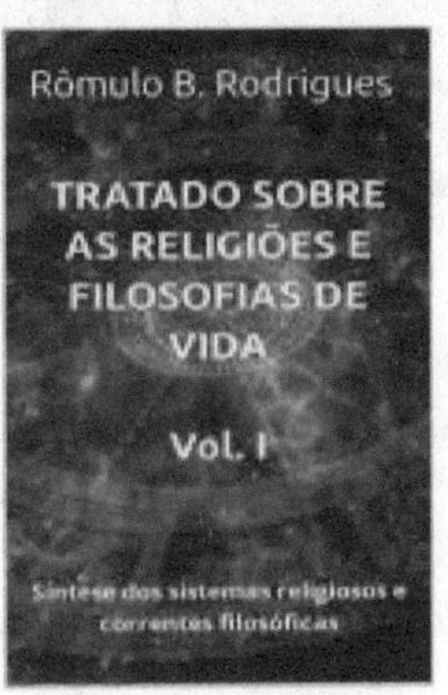

AMAZON

300 págs – 14x21

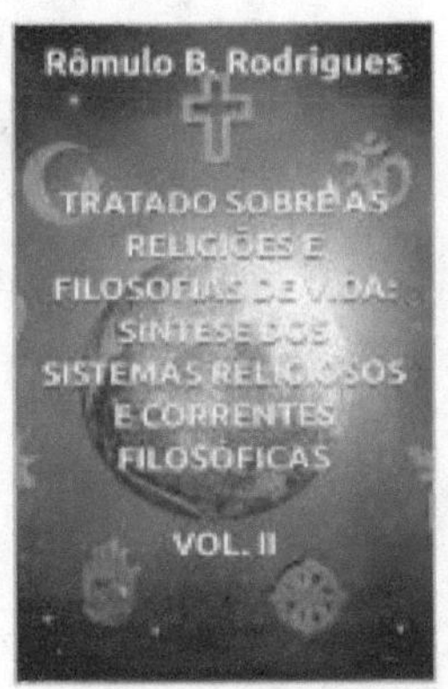

AMAZON

114 págs – 14x21

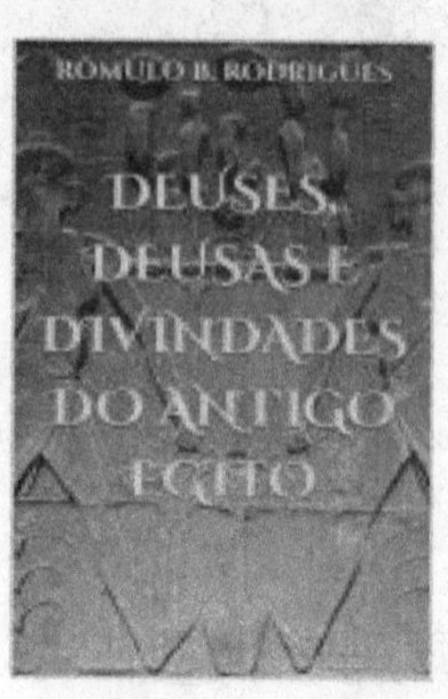

AMAZON

121 págs – 14x21

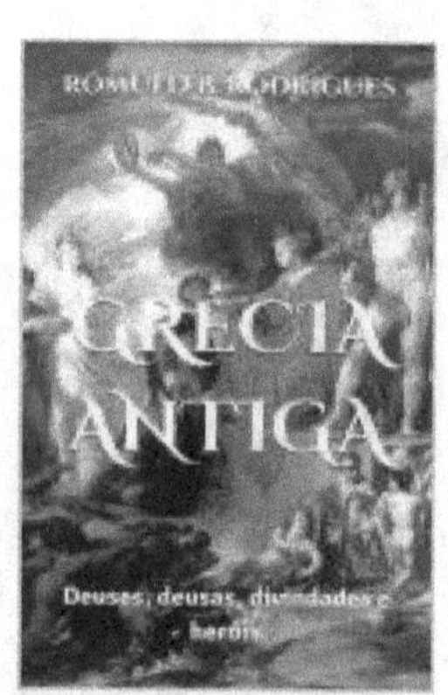

AMAZON

195 págs – 14x21

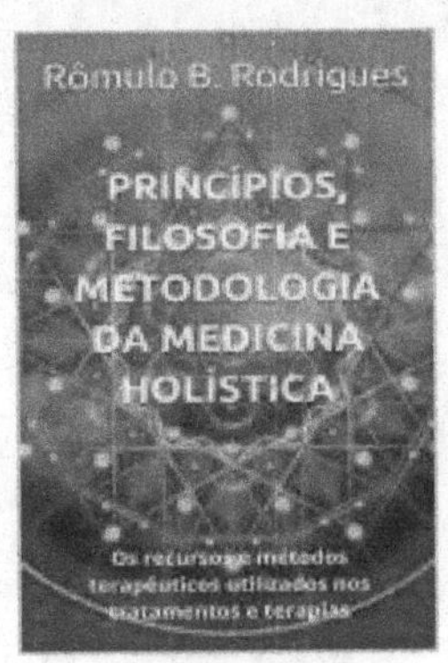

AMAZON

247 págs – 14x21

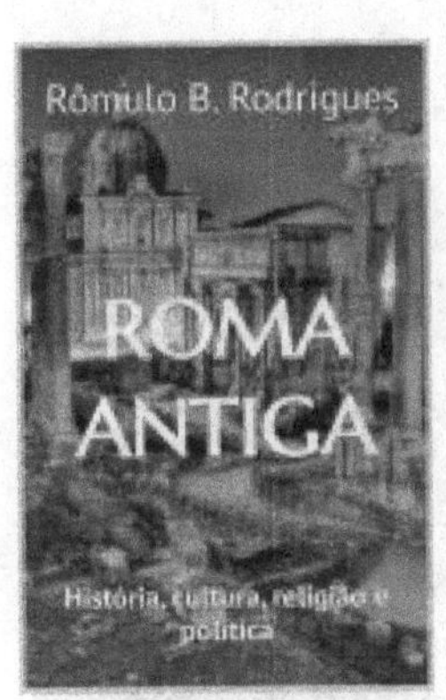

AMAZON

142 págs – 14x21

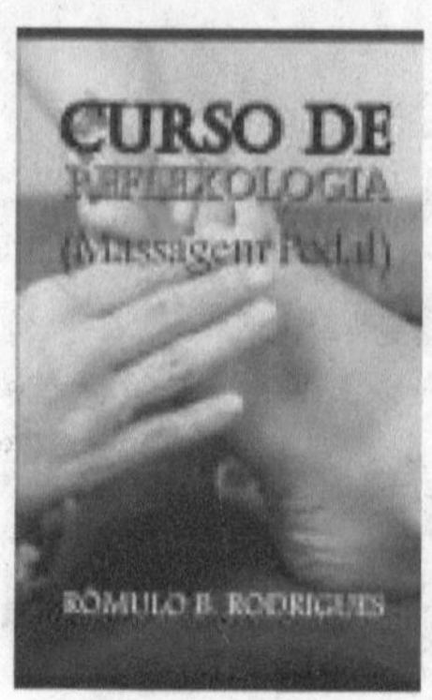

AMAZON

180 págs – 14x21

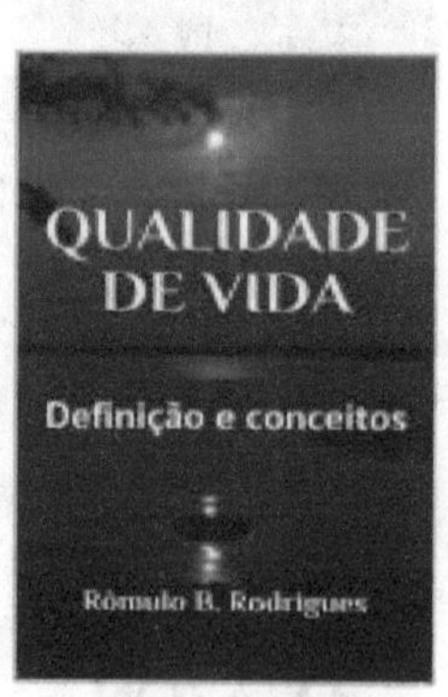

AMAZON

173 págs – 14x21

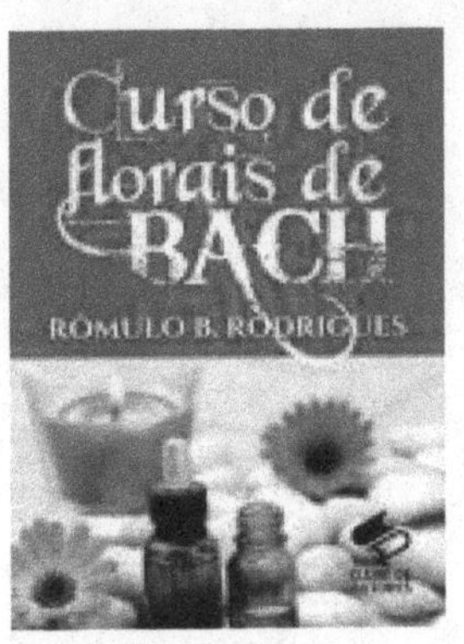

AMAZON

40 págs – 14x21

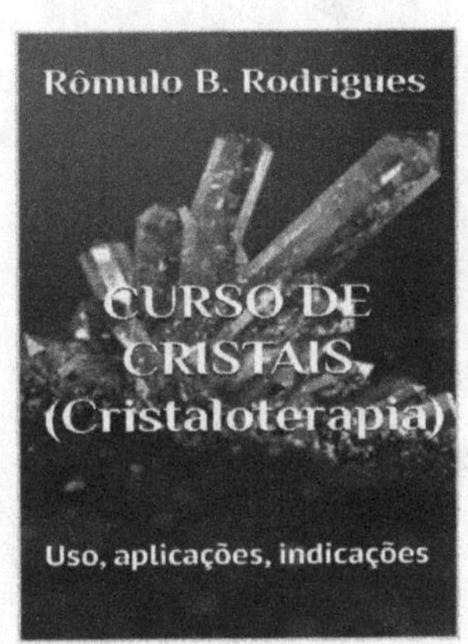

AMAZON

114 págs – 14x21